中国医学人文评论

CHINESE MEDICAL HUMANIIES REVIEW

2020

名誉主编　韩启德
主　　编　周　程
执行主编　王　玥

北京大学医学出版社

ZHONGGUO YIXUE RENWEN PINGLUN 2020

图书在版编目（CIP）数据

中国医学人文评论．2020 / 周程主编．—北京：北京大学医学出版社，2021.5

ISBN 978-7-5659-1416-4

Ⅰ．①中…　Ⅱ．①周…　Ⅲ．①医学 - 人文科学 - 文集　Ⅳ．① R-05

中国版本图书馆 CIP 数据核字（2021）第 097777 号

中国医学人文评论 2020

主　　编：周　程
出版发行：北京大学医学出版社
地　　址：（100191）北京市海淀区学院路 38 号　北京大学医学部院内
电　　话：发行部 010-82802230；图书邮购 010-82802495
网　　址：http：//www.pumpress.com.cn
E-mail：booksale@bjmu.edu.cn
印　　刷：北京瑞达方舟印务有限公司
经　　销：新华书店
责任编辑：刘　燕　**责任校对**：靳新强　**责任印制**：李　啸
开　　本：889 mm × 1194 mm　1/16　**印张**：8.25　**字数**：220 千字
版　　次：2021 年 5 月第 1 版　2021 年 5 月第 1 次印刷
书　　号：ISBN 978-7-5659-1416-4
定　　价：25.00 元

本书由

北京大学医学出版基金资助出版

主编絮语

《中国医学人文评论 2020》的主题是“性、性别与社会”。与“性”相关的话题在中国是比较敏感、保守的。但随着社会的发展，人们在性观念上已发生了很大变化，无论在传统媒体还是在网络等新媒体中，涉及性的话题越来越多，涉及的范围也越来越广，性学领域的研究也在深度和广度上不断拓展。

“性、性别与社会”这一主题是北京大学医学人文学院与中国性学会性人文科学专委会联合在 2017 年、2018 年、2019 年召开的学术研讨会的主题。这三次研讨会的论文交流呈现出的特点显示了目前性学研究的特点和方向。一是主题多元，涉及“性行为与性观念的变迁”“性别平等与和谐家庭建设”以及“青少年（大学生）的性行为与婚恋观念”等；二是多学科视角，从社会学视角下的家庭变革与改造到哲学视角下性快乐本质的思考等；三是时间跨度大，从古代的女性观到当代性观念和性别身份的认同等；四是中外兼有，从中国的性学研究到国外性学的发展。这些特点也凸显了性学，特别是性人文相关研究的学科特点，即跨学科性，涵盖了与性相关的多门学科，如文学、艺术、历史、社会、经济、政治、伦理和法律等诸方面，关注了人们的性文化、性价值观、性道德和性学史等。这些问题又紧密地与时代特性及社会发展联系在一起，具有强烈的时代性、民族性和阶级性。

本集收录了三次研讨会的部分成果和一些专家、学者的相关研究，特别收录了一些年轻学者在此领域的探索文章，以鼓励他们在这一问题上的关注。中国现代性学研究起步较晚，这与中国“谈性色变”的文化密切相关。中国现代性科学大约创建于 20 世纪 80 年代初，当时所针对的主要是中国人的性愚昧和性无知。40 多年过去后，随着社会的发展、信息技术的不断进步，健康的性知识得到了不断的普及，人们在性问题上所要解决的问题已主要不是性愚昧和性无知的问题，而是在性开放过程中的健康问题，如性教育、性侵害、性别认同和非婚生活方式等，而这些问题往往与人的情感、心态、信仰、文化、价值观、社会环境和社会习俗等有密切的联系。因此，针对这些问题的研究应该给予高度重视。在新的历史时期，性问题上的文明和健康取向是十分重要的。这就需要强化社会主义的性伦理道德观，建立文明、健康、科学的生活方式，从而有利于家庭和睦幸福，以及社会的安定、团结和稳步发展。因此，相关研究应围绕促进健康与社会文明为目的来开展。然而，探讨这些问题的相关研究平台还很欠缺，权威刊物也很少。目前发表性学研究的文章大多集中在《中国性科学》杂志中，其他的散在于各种专业或综合性杂志中。因此，本期选择这样一个主题，正是为了给研究者搭建一个平台，使中国性学的研究，特别是性人文科学的研究能够跟上时代的步伐，解决时代的问题。同时，进一步开拓学术研究领域，发掘和凝聚性学，特别是性人文领域的研究人才，培养一批年轻学者在此领域耕耘并有所成就。本刊涉及的问题比较繁杂，有些论述也还显得稚嫩和浅显，但我们希望这一集刊的发表有助于中国性学，特别是性人文学科研究有更深入的发展，在研究和解决相关社会问题方面有所贡献。

王　玥
2021 年春

目　次

学术前沿

理论探讨

见证历史

人物研究

权利保障

性观念研究

陶林教授访谈录：当前中国突出的性问题

陶　林

编者：陶林教授，您在性学领域已耕耘多年，担任过很多职务，请谈谈您与性学的结缘，以及担任与性学研究和治疗相关的职务或工作有哪些？

陶林教授：我于1982年毕业于吉林医学院，分配到吉林市神经精神病总院工作。1983年买到了美国刚出版的影印版《精神病学》，其中性心理障碍与性功能障碍、性治疗等内容吸引了我。我就开始关注这一领域。1987年我到北京医科大学精神卫生研究所进修一年。在许又新教授的指导下，我与刘平、汪向东和张鸿燕医生共同翻译出版了《心理治疗讲座》。我主要翻译了“婚姻治疗”与“性治疗”两章，从此与婚姻与性治疗结下不解之缘，并结识了钟友彬和王效道等性学前辈。1990年我到深圳市康宁医院工作（精神卫生中心），1992年去上海第二医学院参加全国男科学培训班，1994年在康宁医院创办了包括男科、妇科、中医科、精神科医护人员和手术室在内的性医学科。我个人以研究抗抑郁治疗早泄以及性与婚姻治疗为主。1995年我参加了中国性学会成立大会，是中国性学会最早的成员。1996在深圳承办了中国性学会首届性心理专委会学术会议暨国际临床性学培训班。1999年我创立了中华医学会深圳分会性医学专业委员会。2003年我到深圳市计生中心任主任，创建生殖与性医学科，推动学校与企业的性教育工作。我在中国性学会性医学、性心理及青少年性教育三个专委会任副会长，现任中国计划生育协会青春健康项目专家、国家卫生健康委员会（简称卫健委）生殖健康咨询师职业教程编写专家、中国心理卫生协会性心理专委会副主任、广东省性学会副会长及深圳市性学会会长。退休后我仍坚持做性教育、性咨询、性与婚姻治疗，1995年出版了国内首部《婚姻与性治疗》专著。

编者：陶教授，您作为资深的性学研究者和相关工作的管理者，对近年来中国面临的性问题有很多独到的见解，我也在各种学术会议和相关场合听到您的观点，据说您总结了当代中国十大性学难题，您能否具体地阐述一下？

陶林教授：作为从事性学研究的学者，我认为当今中国社会存在十大性学难题。

1．与性相关的欺骗现象，我概括地称为性欺骗

与性有关的欺骗都属于性欺骗。性欺骗在很多国家都存在，如美国性学百科全书中就有性欺骗词条。在中国同样存在性欺骗的问题。中国是羞耻感文化较强的国家，自古认为万恶淫为首，性是难以启齿的。性欺骗存在的前提是人的羞耻感与人的性无知。例如，治疗阳痿的药物无效投诉率几乎为零，原因就是如果投诉，就等于暴露自己存在性功能障碍，这是难以启齿的。所以不良商家就利用这一点，生产和销售伪劣或假冒性药品、性用品或疗法欺骗民众。如今性教育也越

陶林，深圳市性学会、深圳市卫生健康发展研究中心。

来越成为性欺骗的重要领域，多如牛毛的“扣女”“撩汉”“缩阴”“壮阳”和“交友”等课程纷纷出台，且获利颇丰。能够让男人的阳具“粗、硬、长”的秘诀也让人趋之若鹜。在男女交往之中性欺骗更为多见，隐瞒婚史、隐瞒病情、隐瞒身份及骗财骗色屡见不鲜。十多年前在深圳有一个中年男性，自称是泰国华侨，回深圳做生意，单身，先后与多名中年未婚有钱女性同期恋爱。手段无非是先出手大方，待性关系稳定之后就略微疏远。问其原因，称生意遇到困难，缺少资金周转。渴望爱情的女人慷慨相助，纷纷被骗。这样的故事已成为经典案例，并被拍成电影。无论是为了获得金钱，还是获得性福，当今社会中以爱情为幌子的性欺骗有存在的空间。欺骗者财色双收，受骗者难于启齿，只得自认倒霉。杜绝性欺骗应成为性教育的重要内容。

2．关于性取向问题，我概括为性乱向

这里所说的乱向不同于乱象，主要表现在两个方面。

一为性取向之乱。人类的性取向能够达成共识的有四种——异性恋、同性恋、双性恋和无性恋。受不同流派性教育、网络性教育与影视作品等的影响，青少年的性取向逐渐发生变化。在20年内我们做过三次过万人的中小学性教育需求调查，发现异性恋、同性恋和无性恋变化不太大，双性恋比例的变化比较明显。现以高中生数据来说明。在高中男生中2001年双性恋占3.4%，2009年占3.3%，2018年占22.18%；在高中女生中2001年占5.8%，2009年占7.9%，2018年占45.91%。无论男性还是女性，双性恋的比重都在大幅度提升。或许这不一定是乱向，而是揭示了未来的发展趋势，而这个发展方向值得我们关注和分析。教育或卫生部门也需要给予足够的重视。

二为性别之乱。从生物学或医学角度来看，性别本来很简单，男性或女性。由于先天生理发育不良，可以有畸形，即雌雄同体，民间称之为阴阳人，包括一人之身存在男女两性的内外生殖器官等。多数以一种性别，如男性或女性器官发育为主，也有两者均衡而未尽完善者。随着社会的发展，人们逐渐接受了生物性别、心理性别和社会性别的概念，第三性别似乎流行了。北京某咖啡厅厕所已经分为男、女、男/女三种性别的设置。少数国家可以填写除了男女之外的第三性别，这是较为合理的方式，以满足特殊心理需求的人，多数人也能够接受。近年来随着社会对性少数群体的理解和尊重，性别多元化被提了出来。有人认为性别多达二十几种甚至五十几种。除了男性和女性之外，将第三性别扩大化或细化，导致人们认识的混乱。随着社会的发展，此类问题逐渐增多，应成为性学、性别学和社会心理学深入研究的问题，

3．性治疗问题

性治疗是一个敏感领域，面临很多困境。性治疗是一个舶来品，在1990年天津科技翻译出版社出版的《心理治疗讲座》译著中我翻译了“性治疗”与“婚姻治疗”两章。性治疗（sex therapy）作为医学术语，主要是指以行为治疗方法医治性功能障碍或性心理障碍。现代性治疗起源于美国马斯特斯·约翰逊以及卡普兰等。在中国性治疗成为敏感问题主要涉及谁来治、治疗谁、在哪里治以及怎么治这四大问题。

第一个问题是谁来治。医生看病，名正言顺，护士看病也未尝不可，但如果不是医生能不能做性治疗？这就存在性治疗师的资质认定问题。在国外是精神科医生或经过专业培训获得性治疗师资格者可以从事这一行业，但在中国由谁来认定资质？中国官方是否承认国外的培训证书？按照中国的精神卫生法，心理治疗归卫健委负责，而心理咨询师以往归人力资源和社会保障部负责，目前已经从国家职业培训目录中取消。这也让“谁来治”成了问题。

第二个问题是治疗谁。性治疗的对象如果是患者，这个“患者”应该打引号，因为有时他

们是性功能障碍者，有时是夫妻关系出现问题，所患的不是传统意义上的疾病，更类似性心理问题。治疗对象包括哪些人？如果没有医生资格，能够做出诊断和提供治疗吗？在心理治疗归卫健委主管，心理咨询停止资格认证的情况下，“治疗谁”也成了问题。是否要将性治疗改为性咨询？这些都是值得探讨、也是面临的问题。

第三个问题是去哪里治。是指治疗场所是医院、诊所，还是咨询室以及其他地方？医院或诊所是没有问题的，其他地点如何确定？如果场所不合法，就涉及治疗行为是否正当。

第四个问题是怎么治。打针吃药是经典医疗，不存在问题。最敏感的问题是女性治疗师能不能使用“捉小鸟”（女性的手接触男性阴茎）的行为治疗方法治疗男性的早泄或勃起功能障碍，男性治疗师能不能用手法为女性患者治疗性高潮障碍（男性的手接触或伸入女性阴道）。目前，我国正规医院诊疗常规中没有性治疗常规，这就存在一个关键点，即异性医患之间的性治疗行为与有性器官接触的性治疗是否合法的问题。这涉及了医疗和司法问题。

由于中外法律不同，性治疗面临诸多法律问题。没有合法合规的性治疗规范，就没有真正意义上的性治疗。没有医疗资质的单位或组织能不能做性治疗呢？这些都是合法与违法之间的灰色地带。如果要将性治疗正规化，就必须制定相关部门认可的性治疗规范，这是性治疗健康发展的必经之路。解决上述问题应是各级性医学会、性学会和心理治疗学会需努力做的工作。

4．性教育的发展方向

我国从技术落后、生活贫困及观念保守的时代走向开放，是从向西方学习开始的，但改革开放已经有40多年了，我们应该有自己的主张和判断。性教育的发展有不同的阶段，目前应该从学习西方为主转变为自我主导为主。

我参加过中国计划生育协会从美国引进的“成功之道”，从澳洲引进的“沟通之道”，从荷兰引进的“生命之舞”，国家人口和计划生育委员会从美国引进的“生殖健康综合咨询”（后来成为国家生殖健康咨询师职业），中国和瑞典大使馆交流项目的性教育考察，国家计划生育委员会药具中心组织的乌干达和肯尼亚的艾滋病考察等项目，并且在深圳推广和应用，从中获益匪浅。我认为在性教育上学习西方的成功经验是性教育自我发展的第一步，在学习和借鉴的基础上应努力发展具有中国特色的性教育。目前我国性教育存在的问题是学科建设和专业发展不理想。除了首都师范大学和成都大学开设了性教育辅修专业之外，性教育在大学多数是选修课。学科建设不足，就难以带领和推动性教育的可持续发展。

国外几乎没有在大学开展性教育的，因为在中小学就已经完成了。中国在中小学开展的性教育还不完善，甚至是可有可无，在性教育中的很多观念或做法上也未达成共识。例如，在小学生的性教育中将同性婚姻与异性婚姻等同介绍，让学生接受多样化的婚姻模式的做法存在争议。学者认为这样做存在影响或干扰性取向或性别认同自然发展的可能性。性教育与性咨询要严格地区别开来。性教育是面向群体开展的，必须严谨，性咨询是面向个体的，要基于职业规范，要以人为本。性别平等、不歧视及性别角色培养都是重要课题，在开展性教育时要严谨对待。

东西方文化有差异，社会制度有差异，心理文化也有差异，因此，中国的性教育应该从现在起独立自主地开展。中国有14亿人口，不能完全依据西方的性教育模式，要在引进、吸收和消化的基础上创新，逐渐形成我们自己的性教育模式，这样才能够利国利民。

我国对性教育要有投入。我们对性教育的研发投入太少，科研项目太少，研究学者也太少。政府要加大投入，学者独立研究的能力和创新意识也需要提高。我们引进国外的性教育模式，也需要很多资金，从引进、配套和发展的不同阶段都有投入。我们习惯于在引进性教育的同时，就忽视、抑制和拖延了本国、本地、本校的性教育研究和品牌建设，在世界性教育舞台上难于有独立的理念和品牌，更不用说将我们的性教育理念输出到国外了。说本土的性教育就是好，未免过于自信；说西方的都好，也不尽然。还要看具体的内容和形式是否符合中国的实际。

很多学者只学习西方性教育的知识和理念，却忽视了我国提供的性与生殖健康服务和社会福利，这是一个误区。西方人的性观念是产生于他们各自国家的文化和社会福利基础之上。20 年前瑞典只有 800 多万人。他们已经有 200 多间完全免费的青少年诊所，专门为 10 ～ 24 岁的人服务。每个青少年诊所内有妇产科、精神科、皮肤性病科医生以及护士、检验师等，提供相应的医疗保健服务。瑞典 1955 年颁布的法律规定性教育是必修课。尽管瑞典的中学生性观念很开放，性行为发生早而且比例高，但性病、艾滋病、意外怀孕和人工流产的发生率都比较低。我们应该学习和借鉴的是政府如何重视青少年性教育，并提供优质的性与生殖健康服务。中国多地引进了玛丽斯特普性教育模式也是如此，在广泛开展性教育的基础上有配套的诊所提供性和生殖健康服务。香港家庭计划指导会也是采用性教育与生殖健康服务相结合的模式。他们提供的是有偿服务，且收费低。如果从将性教育与免费配套的性与生殖健康服务相结合的角度看，我国的性教育还处在初级阶段，路还很漫长，政府需要投入更多。

5．性跨界问题

性跨界是当今性学领域或社会范围内最明显的问题。我首先提出三类性跨界，即概念跨界、领域跨界和专业跨界。总体而言，“跨界”是一个褒义词，性跨界也利大于弊，但也存在问题，需要警醒。

我首先谈性学的概念跨界。性学（sexology）本身是指研究性的学科。这个“性”是 sexuality，指广义的性，以性生物学、心理学、社会学、医学、文化和法学为主，还要涉及一切有关性的事物的研究。很多医生被称为性学家，其实有些误导。他们只是从事男科、妇科、产科、性病和艾滋病防治等工作。他们就是医生，这些专业和科室早已存在。如果以治疗性功能障碍为主，勉强可以称之为性医学家而不是性学家。国外常使用“human sexuality”，直译为“人类性学”。很多大学开设这门课程，也相当于我们所说的性学。纯粹的医疗行为不能称为性学，而性治疗主要是指以行为治疗为主，药物或其他方法治疗为辅的性功能障碍或性心理障碍治疗。男科、妇科以及皮肤科的日常治疗不是性治疗（sex therapy），研究性健康、性心理、性社会学以及性人类学而得到社会公认者才可称为性学家。性学家只是一个荣誉概念，不是职称，不能评定，至少是资深学者的称谓。普通临床医生、从事性咨询或性治疗与性学家概念相距甚远。

其次谈性领域跨界。性医学本身就是要打破条块分割，积极的性跨界是要成立性医学科，或者男科要涉及女性，而女科要涉及男性。目前存在性跨界的乱象，如没有性医学基础的人开展性治疗，没有教育基础的人开展性教育，没有中医基础的人开展性养生。这种性跨界乱象在网络中更是司空见惯，不胜枚举。我从不反对自学成才，早期性学家也都是自学成才，但必须认真学习，不能误导或欺骗民众。性教育与性咨询两者最容易跨界，但这两个独立的大学科，跨界必须建立在认真学习的基础之上，性咨询比性教育需要更多的医学和心理学知识。

最后就是专业性跨界。当今社会有许多人进入性学领域。如整形美容行业、按摩理疗行业、教育培训行业、心理咨询行业和婚姻咨询行业都纷纷抓住商机，进军性学领域。这里就存在一个合法性和专业性的问题，否则就会存在误导的现象。性跨界是一种趋势，但涉及民众性观念和性健康，政府或专家对与性有关的各种社会服务都应该因势利导，促进市场规范和培养健康行业。

6．性歧视问题

性歧视是一种文化习俗。历来人们崇尚健康和美丽，那么反之自然遭受歧视，打击讽刺挖苦。当今有些影视作品，尤其是广告片具有明显的性歧视。由于商业目的，一些医疗机构利用广播电视或网络等媒体肆意夸大宣传性器官和性能力，随意篡改性功能障碍的诊断数据，让更多的无知者认为自己不正常而求医问药，利用性欺骗造成性歧视或自卑心理，以扩大就医群体或扩大诊疗范围，达到赚钱目的。重男轻女的性别歧视仍然存在，进行性别平等教育需要不断努力。对性少数的歧视、对艾滋病患者和感染者的歧视、对老年人性需求或再婚的歧视仍然广泛存在。一些媒体人或社会组织编造一些流行或搞笑词汇，给某类人群扣帽子，如“女强人”“女汉子”“暖男”“直男癌”“娘娘腔”“大龄青年”“单身狗”和“剩女”等。这些词汇具有明显的性歧视倾向，消除性歧视任重而道远。

7．性放纵问题

由于婚前性行为的普遍存在，在当今中国性约束是比较弱的时代。多数人不再为婚前性行为感到内疚或不好意思了。同居几乎等于是恋爱史的代名词，即使一方离过婚，也不再是择偶障碍，可以看出社会的宽容度和开放程度确实提高了。但与此同时，“约炮”现象也开始出现，男性和女性都成为主动邀约者，包括同性恋或双性恋者。网络约会软件提供了便捷的工具，人们在性方面越来越放纵。婚外性行为逐渐增多、离婚率升高以及单身人士比例升高都反映出在性方面相对自由化。性放纵产生很多问题，感染性病（主要是梅毒）和艾滋病的人数持续升高，在男性老年和男性青少年中尤其明显，男性同性恋感染者明显升高，说明安全性行为教育仍待加强。性放纵导致择偶困难与美满婚姻的数量减少。有研究表明，婚前性伴侣数量的多少与婚后生活幸福感成反比。婚前性伴侣越多，婚后性满足感就越差，所谓的“七年之痒”来得越快，而且容易有外遇。习惯成自然，随便惯了，婚后难于约束自己。将现任夫妻与前任伴侣相比较也是当今社会造成婚姻冲突的根源和性治疗的主要问题，尤其是将现任缺点与前任优点相比，导致婚姻生活多为不满。“得陇望蜀”是人之本性，失去的才是最好的。如何对待前任是未来婚姻治疗的重要课题，也是夫妻交流的敏感点。性观念的开放也导致女性在性问题上的自主和开放。当今女性多数受过教育，有自己的工作，生活独立。即使结婚，她们也不依附于男性。男性不能满足女性成为当今婚姻治疗的主题，发生婚外情的女性比例也在攀升，提出离婚的多数是女性，而义无反顾出走的女性似乎也远超过男性。人们不由得感叹，真爱知多少？真爱好难找。

8．性伤害问题

性伤害包括很多方面，我还是谈三个方面。

首先是对儿童的性伤害，现今社会习惯称之为性侵。其实性侵多数是指强奸，性骚扰则范围更广，包括从口头骚扰到强奸行为。由于性伤害案件频频曝光，国家对儿童性伤害案件比较重视，教育部对儿童的性保护也有很多文件，但预防儿童性伤害的措施需要加强。应该从长期、正规、广泛的社会性教育和法制教育，包括机关和企事业单位在内做起，而不是重点在于亡羊补牢地做儿童性安全教育。预防性伤害的重要目标是通过预防或阻止，使那些可能成为性犯罪的人不成为罪犯，以此减少对儿童的性伤害。只给孩子讲预防性伤害课程多数事倍功半。因为孩子年龄小，在智力和体力上远远不是性犯罪者的对手。尤其是预防性侵教育或性安全教育不能什么人都做，一窝蜂地上。一些没有性教育基础者、受过性伤害者、对性反感者、离异厌恶异性者、思想观念过于陈旧者及夫妻关系紧张者等都无选择地进行预防性侵教育，很容易让儿童接受消极、负面和带有偏见的教育，形成对异性的恐惧、厌恶以及痛恨，对性行为反感，在幼小的心灵上埋下恐怖或厌恶性的阴影。这会影响他们未来的性态度或性反应。消除性恐怖、性羞耻、性罪恶以及对性的虚伪信仰，本来就是性健康教育的核心。如果性教育处理不当，反而成为危害性健康的根源。前面提到的这些人，不是不能进行性教育，而是必须经过正规的性教育培训。我个人反对没有经过性健康教育培训的妇科或男科医生直接做性教育，除非他们的悟性很高，直觉很好，否则过分强调疾病而造成对性反应的压抑，不利于构建今后和谐的夫妻生活。如果妇产科医生过度宣传意外怀孕后人工流产的危害和副作用等，也会造成女性的心理障碍。对于没有恋爱的女孩而言，怎么讲比讲什么更加重要，不要伤害学生对爱情的渴望。所以从事预防性侵教育的师资队伍必须经过科学的统一培训，保证不伤害儿童的性反应和正常情感，这样才有利于他们今后的恋爱和婚姻生活。

其次，对小学和学龄前儿童而言，预防性侵害主要是防成人，防能够接触到他们的人。我们的研究表明，在初中和高中生性伤害者中，以恋爱和约会的男友造成的性伤害为多，所以必须将预防约会强奸放在首位。20世纪90年代的《美国精神病学杂志》（*American Journal of Psychiatry*）和《性与婚姻治疗杂志》（*Journal of Sex & Marital Therapy*）有很多论文是关于对儿童期受到性伤害的婚后女性进行性治疗。她们不能获得性高潮或者对性感到厌倦。讲好预防性侵犯的课程是一门高超的艺术。

最后，再谈谈人性化地处理性“过失”。过失是老师、父母以及单位如何看待已经发生的不符合管理者规范的性行为。十多年前某个女生考入某重点高中，体检时发现她已经怀孕。校方经过询问查出其男友，将这对男女同学都开除了，由此他们失去了升入高中的机会。从学校角度看这很正常——维护纪律、惩罚过失，但从孩子、家庭和社会的角度看未必。这两个孩子失去了上高中的机会，他们双方的父母、同事和亲人如何面对此事？孩子承受多大的社会压力？他们如何面对今后的生活？他们如何看待学校和社会？如果学校慎重考虑，经过适当的批评教育，做好保密工作，协助女孩做人工流产，鼓励他们重新审视恋爱关系，做出正确的决定，继续在高中好好学习，那么他们将有不一样的人生。反过来看，这两人都到了上高中的年龄，有了性行为，女孩停经了都不知道已经怀孕，说明学校和家庭的性教育不到位。

9．性学领域的自负现象

性自负主要是针对从事性医学、性咨询和性教育工作中的一些现象。中国的性教育发展较晚，自改革开放以来社会才逐渐重视性教育，性教育专家大多是自学成才，但常常出现互相不服气的现象。出版的性教育书籍也经常自称为“第一本”或“第一套”等。以性教育为例，性教育其实涉及不同的领域，几乎很少有人能够从幼儿园性教育、到大学生性教育、直至中老年性教育全过程的内容都精通，互相学习是必不可少的。网络时代为年轻人提供了便捷条件，使他们快速学到了很多知识，这是优势，但若自称性教育、性咨询、性治疗和性养生都懂，这就不够实际。我个人认为，要成为某方面的专家，要认真学习，多看论文和教科书，打下扎实的基础。学无止境，每个人都受到原有专业（医学、心理学、社会学本科或研究生毕业）的限制，性教育、性咨询和性治疗涉及太多学科，必须在不同学科之间取长补短。古人云：“读万卷书，行万里路。”其实是指理论学习与实践经验相结合。当今很多年轻学者从事性教育、性咨询或性治疗，起点高，英语好，留过学。如果他们能够潜心学习，成就一定会更大。我是读阮芳赋教授的《性知识手册》成长起来的。1995年我在深圳第一次见到他，给了他一篇刚刚写好的《论sexuality翻译之我见》。因为阮教授曾说应将“sexuality”翻译成“性性”，两个性字。后来金德初在刘达临编写的《性学词典》中撰写了这个词条。我认为应将“sexuality”翻译成“性”，一个“性”字更为合理，将“sex”称为性行为或性别。这样既能将两个词区别开，也便于组词和翻译国外很多文献。阮芳赋教授不但没有生气，还拿出他在中国台湾发表的文章，说明他现在也将“sexuality”翻译为“性”了。后来我将这篇论文发表在1996年的《中国性科学》上。阮芳赋教授的虚怀若谷令我敬佩，我们成为终生亦师亦友的关系。我从他的学术思想中获益良多。

10．性道德教育缺失

性行为与道德密切相关，性方面的道德缺失已经成为社会突出问题的根源之一。近年来在性教育领域有一个趋势，就是性道德教育弱化。与性道德教育针锋相对的口头禅是不要用道德绑架性，性咨询要价值中立，似乎性道德已经过时了，或者本身就是错误的、非人性的。道德教育属于行为规范的高层次范畴，道德高于法律，而法律是道德底线。其实，西方性教育是非常重视性道德的，如马尔兹提出的性互动层级，从0级向正或负各有1级、2级和3级。正向性互动是在关爱、尊重和安全的基础之上，而负向性互动是每个层级对人际关系都具有破坏性。劳伦斯·科尔伯格（Lawrence Kohlberg）也提出了道德社会化三级六阶段理论。在心理咨询中合理地运用“价值中立”也只是为了更好地完成咨询，而不是出于道德评判让来访者感到被歧视或批评而影响咨询或求助，咨询中的教育部分仍然需要健康的道德观念。性教育、性咨询和性治疗都不可能缺少性道德。强奸犯自然毫无性道德，但利用职权或金钱达到伤害少年儿童的恶性案件也属于性缺德。没有正确的性道德教育，就没有和谐的社会与家庭。性道德教育不是说教，是性关系的规范，更是公平正义的倡导。

我与大家讨论了上述十个性问题，不是简单的对与错的问题，而是需要深入认识的问题。我只是提出我目前的看法，未必正确，也不可能都正确，目的是让我们认识到这些问题的存在，或多或少让我们在今后的工作中引起注意。如果能够让您略有收获或引发思考，就达到了目的。

编者：感谢陶教授，在多年从事性学研究的观察和经验的基础上您提出了十个性问题，很多涉及未来性学发展的方向，希望性学研究者能够从您的论述中得到启示，为中国性学的健康发展做出贡献。

促进青少年性健康和生殖健康的全球策略和措施

何景琳

一、引言

性健康和生殖健康与权利是人类健康领域的重要主题。良好的性健康和生殖健康是确保个人、家庭与人类过上健康、可持续和有意义生活的基础。1994 年，在开罗召开的国际人口与发展会议（International Conference on Population and Development）通过了一项前瞻性的《行动纲领》，作为改善人类健康和福祉以及减少不平等的发展方案的全面指南 [1]。《行动纲领》强调了确保所有人的性健康和生殖健康及权利，并突出了青少年的性健康和生殖健康及权利，呼吁“满足青少年的教育和服务需要，使他们能够以积极和负责任的方式处理性问题”。

自 1994 年国际人口与发展会议以来，国际社会越来越致力于改善 10 ～ 19 岁青少年的健康状况，特别是性健康和生殖健康，并取得了明显进步。有证据表明，青少年意外妊娠、童婚和女性外阴残割的发生率显著下降；针对青少年的项目和研究资金明显增加；出台了以事实为依据的政策、规范性文件以及开发针对青少年性健康和生殖健康的指南 [2]。

尽管在改善青少年性健康和生殖健康方面取得了进展，但如何进一步落实、扩展和推动仍面临巨大挑战。第一，在各国和各地区之间有关青少年健康的关键指标不同；第二，亲密伴侣暴力和生殖系统癌症等一些问题趋于严重；第三，由于社会规范和对青少年性行为的禁忌，为青少年提供全面性健康、生殖健康的相关信息和服务遇到了较大阻力和抵制，阻碍了青少年性健康和生殖健康政策和方案的落实；第四，促进青少年性健康和生殖健康与权利受到多种复杂的社会因素影响，使项目难以实施；第五，尽管《行动纲领》强调男性青少年在性行为、生殖健康、计划生育、预防性传播疾病、预防意外妊娠和高危妊娠等方面要共担责任，但很多项目和文件并未提及和重视 [2]。2015 年 9 月，联合国 193 个成员国共同通过的《2030 年可持续发展议程》重申了《行动纲领》和千年发展目标的原则，将性健康和生殖健康与权利列为可持续发展目标的重要内容 [3]，性健康和生殖健康与权利也是全民健康覆盖的重要组成部分 [4]。“2030 可持续发展目标”的提出是实现人人享有健康以及促进青少年健康成长的重要保障。

二、性健康和生殖健康与权利的定义

以往性健康、生殖健康、性权利和生殖权利是分开定义的。2018 年，古特马赫和柳叶刀委员会在《柳叶刀》（*Lancet*）杂志上提出了“性健康和生殖健康及权利”的综合定义 [5]。性健康和生殖健康与权利是指躯体、情绪、心理和社会等与性和生殖相关方面的良好状态，而不仅仅是没有疾病、功能障碍或不适。因此，对性和生殖的积极认知态度应该包括对愉悦性关系的认知，以及对促进自尊和全面福祉的信任和沟通的认知。每个人都有权利对自己的身体做出决定，并获

何景琳，联合国人口基金中国生殖健康策略项目顾问。

得支持其权利的服务。

实现性健康和生殖健康有赖于性权利和生殖权利的实现。性权利和生殖权利包括：

- 拥有对身体完整、尊重隐私和个人自主权的权利。
- 自主选择社会性别，包括性取向和性别认同与表达。
- 决定是否和何时过活跃的性生活。
- 拥有选择性伴侣的权利。
- 享有安全愉悦的性体验。
- 决定是否、何时跟谁结婚。
- 决定是否、何时、以何种方式生育孩子，以及生育几个孩子。
- 在生命历程中获得实现上述权利的信息、资源、服务和支持，并且不受歧视、胁迫、剥削和暴力。

三、促进青少年性健康和生殖健康的基本原则

《行动纲领》强调了公平、质量和问责原则，让每一位青少年能够获得高质量的信息和全方位的服务，并及时满足性健康和生殖健康的需求。促进实现青少年性健康和生殖健康的基本原则，包括公平性、服务质量、问责制、数据收集、多部门合作和青少年参与[6,7]。

1．公平性

青少年获得性健康和生殖健康的公平性意味着所有青少年都能获得全面信息和优质服务，并及时满足他们的需求。不因其付费能力、年龄、性别、婚姻状况、教育水平、民族、性倾向或其他特征而有所区别。

2．服务质量

服务质量至关重要，尤其对青少年的服务应该是尊重的、非评判的、保密的、无歧视的，提供的信息是全面的、可理解的，有助于青少年做出明智的抉择。提供服务的教育者和服务者必须接受培训，以尊重、保护和满足不同发展阶段青少年的需求。采纳全球青少年保健服务质量标准，以最大限度地提高服务质量。

3．问责制

建立反馈平台是优质和无歧视服务的一个关键组成部分。接受服务的青少年可以在平台上追究医疗保健服务者和决策者的责任。青少年参与问责机制可以起到监督服务质量，以及查明在不同情况下差距和问题所在的作用。

4．数据收集

建立按年龄和性别收集信息的青少年健康卫生管理信息系统。服务提供者按年龄和性别收集和分析数据，了解服务的利用情况，以便及时改进服务质量。

5．多部门合作

在教育、卫生、劳工、交通、基础设施和社会服务等部门之间建立多部门合作和协调机制，学校、家庭和社区要相互支持和联动。

6．青少年参与

青少年有权利和义务积极参与与其生活相关的所有事项。青少年的参与可提高性健康和生殖健康干预措施的有效性和可持续性。决策者和规划者不仅将青少年视为受益人群，而且也将其视为平等、有价值的合作伙伴。

四、青少年性健康和生殖健康的服务需求和措施

根据世界卫生组织生殖健康框架[8]以及古特马赫和柳叶刀委员会提出的一揽子性健康和生殖健康与权利九方面干预措施[5]，丹妮尔·恩格尔（Danielle M.C. Engel）等通过大量文献回顾，汇总分析了全球青少年性健康和生殖健康服务的现状、挑战、解决的方法以及干预措施，旨在帮助各国家和地区根据本地情况，确定优先干预领域，依据成本测量，加大投入和筹资，以逐步实现青少年性健康和生殖健康以及全民健康覆盖目标[7]。丹妮尔·黑格尔等汇总的九个方面的需求和挑战以及方法和措施见表 1。

表1　九个方面的需求和挑战以及方法和措施

需求和挑战	方法和措施
（1）全面的性教育（校内外）	
①青少年缺乏性健康和生殖健康与权利的基本知识	①向所有青少年提供全面、科学、准确、及时、适合发展和以人权为基础的性教育课程。教育部门在提供全面性教育方面发挥着关键作用，包括提高教师的授课能力
②在许多国家，相当一部分青少年失学	②在非正规教育和社区教育中实施全面性教育，以帮助校外青少年，包括最脆弱和边缘化的青少年，特别是在入学率低或学校课程中没有全面性教育的国家
③青少年没有或很少从父母和照料者处得到相关信息	③推进全面性教育开展，需建立广泛的社会和政治共识，取得包括反对派团体在内的利益相关者的支持，制定针对教师、家长、宗教和社区领袖以及决策者的持续的、资金充足的倡导战略
④青春期女孩常常经历不知情和没有准备的月经初潮	④全面性教育要包括月经、月经周期和月经管理的内容，以及容易发生意外妊娠的时间。月经是女孩身体发育正常和自然的一部分，不应该不向其告知或轻蔑地对待
⑤无论是结婚前还是在婚姻中，无论是自愿的还是被迫的，大多数年轻人在青春期都变得性活跃	⑤儿童和青少年的性教育要从小开始（最好是在青春期之前），所提供的信息和能力要不断变化调整，以适应儿童和青少年的成长和需求。特别是在发生首次性行为之前，提供关于性、预防性传播疾病和意外妊娠、知情同意、身体完整性，以及促进人际关系等信息和教育
⑥青春期是一个持续的性别社会化时期。有证据表明，传统性别规范的性关系中的不平等权利和亲密伴侣暴力（intimate partner violence，IPV）导致性健康和生殖健康的不良结果	⑥全面性教育要解决性别和权利的动态问题，这包括男性气质和女性气质的传统观念如何影响行为，如何维持和改变行为、权利和胁迫、社会性别不平等以及亲密关系中的权利不平等，增强年轻女性的赋能，以及避孕套使用中的性别和权利

续表

需求和挑战	方法和措施
(2) 现代避孕药具的咨询和服务	
①与成年妇女相比，青少年使用避孕药具的特点是持续使用的时间短。有一定比例的青少年不坚持避孕而导致避孕失败。许多青少年对避孕知识了解不足，对避孕的副作用特别敏感	①卫生保健工作人员应当提高对青少年避孕的重视程度，积极管理避孕的副作用，并提供支持，使青少年不断获取相关信息
②由于错误的信息或缺乏对生育过程的全面了解，青少年会面临较短间隔的再次怀孕的风险	②避孕咨询和服务提供应作为青少年产前、产后、安全分娩和产后护理的一个组成部分，并在需要时提供及时且可行的转诊机制
③卫生保健工作者的知识与技能不足和评判的态度会阻碍青少年利用服务，例如，卫生保健工作者认为青少年不应当有性行为或使用避孕工具，否则不利于将来生育	③青少年应当获得受尊重、全面、及时、有效的咨询和服务，以及转诊服务。服务提供者应了解所有方法，包括紧急避孕和长效可逆的避孕方法，以及不同的避孕方法及其对青少年的适用性和优缺点。服务提供者还应掌握与青少年沟通交流的技巧
④有些健康问题在女孩青春期出现，如痤疮、经前期综合征、月经痉挛、子宫内膜异位症或多囊卵巢综合征等，可以利用激素类避孕药的治疗作用进行调理	④出于医疗角度，而非性行为，如果有需要，可以为青少年提供激素类避孕药
⑤身份认同和未来设计是青春期发展的两个关键特征，其中包括性行为和人际关系的建立，以及对未来的抱负和计划	⑤为青少年提供避孕服务时一定要结合青少年的特点提供适宜的避孕方法，如长效可逆避孕和紧急避孕。服务提供者要采用以发展为中心和以患者为中心的方法，在为青少年提供避孕服务时留出足够的时间，进行启发式访谈或激励性咨询。服务提供者要走进青少年的生活环境，所提供的避孕方法能够帮助他们实现生活目标
(3) 产前、分娩和产后护理，包括产科和新生儿护理	
①各地区的情况有所不同，尽管大部分青少年接受产前护理，但与成年初产妇相比，她们较晚才寻求产前护理，妊娠期间的产检次数和护理内容相对较少	①卫生系统应主动向怀孕的青少年、母亲及其家人伸出援手。鼓励她们接受产前检查，增加对危象的认识，掌握何时以及如何就医，并动员在机构内分娩。卫生保健提供者应持续接受培训并得到支持，以确保具备足够的知识和技能，为青少年提供优质的产前、产中和产后保健服务
②青春期女孩很可能受到有关生孩子的社会规范和习俗的影响，她们不拥有寻求帮助和服务的自主权	②所有青少年应通过全面性教育了解使用孕产妇保健服务的重要性。社区人员通过参与式活动参与其中
③与年长妇女相比，感染人类免疫缺陷病毒的怀孕青少年对预防母婴传播服务的接受程度较低	③怀孕青少年的产前检查应包括人类免疫缺陷病毒检测。如有需要，要提供预防艾滋病母婴传播服务
④围生期青少年患产后抑郁比普通成年产妇高2～9倍。怀孕和分娩的青少年会面临数个逆境，如社会污名化，缺乏情感支持，医疗保健服务不畅，以及面对新生活的压力	④青少年和孕产妇的健康政策应考虑到青少年的心理卫生需求。卫生机构和社区的性健康和生殖健康服务应与心理健康和社会心理支持系统对接

续表

需求和挑战	方法和措施
⑤许多地方的法律和政策要求开除或停学怀孕的女孩，或者不允许她们在怀孕和分娩后返回学校	⑤法律和政策框架应允许并鼓励怀孕少女和未成年妈妈继续接受教育，学校应该是怀孕少女和年轻妈妈的安全场所
（4）安全流产服务和不安全流产并发症的治疗	
①与年长妇女相比，青少年更容易到未经培训的提供者那里进行人工流产或自行流产	①在人工流产合法的地方，国家标准和指南要包括人工流产的手术和医疗方法，同时也要适用于青少年群体
②与年长妇女相比，青少年对人工流产和流产后护理的权利了解较少。在全球范围内，少女比年长妇女更有可能推迟寻求人工终止妊娠，因为她们较晚才意识到和承认自己怀孕	②告知青少年有关人工流产和流产后护理的法律权利，以及卫生机构提供相关服务的信息
③在许多国家，普遍存在对婚前性行为和婚外妊娠的污名，这增加了青少年人工流产的可能性	③服务提供者为青少年提供安全流产护理时要特别注意保密性和对青少年的尊重。服务提供者也要了解如何为青少年提供适时、合法的服务
（5）预防和治疗艾滋病和其他性传播疾病	
①青少年的艾滋病和性传播疾病检测率较低，预防宣传还不到位，与之相关联的治疗和依从性也较差	①在艾滋病高发地区，向接受保健服务的青少年提供人类免疫缺陷病毒检测。鼓励青少年和同伴与社区治疗支持小组建立联系。培训和支持卫生保健工作人员，不断提高他们的能力，在治疗和护理方面为青少年提供信息、咨询和护理。为青少年提供性传播疾病预防和管理服务不必由父母和监护人授权或通知
②在围生期感染人类免疫缺陷病毒的青少年可能不了解自己的感染状况	②可以向 12 岁以上的青少年披露其艾滋病感染情况，但要注意何时、怎样和向谁披露。及时向他们提供更多的支持，以及注意保密
③青少年重点人群（注射吸毒的年轻人、男男性行为者、变性人、性工作者、囚犯和移民）遭受污名化、歧视的程度甚至比成人重点人群还大，有时还会受到刑事诉讼	③在低流行和聚集流行的地区，提供人类免疫缺陷病毒检测，特别是在社群里开展，以吸引青少年重点人群
（6）性暴力和基于性别的暴力（gender-based violence，GBV）**的预防、发现、即时服务和转介**	
①亲密伴侣暴力可以发生在低年龄阶段。据估计，在 15 ～ 19 岁女孩中有近 1/3 经历过亲密伴侣暴力。亲密伴侣暴力会增加女孩意外妊娠和不安全人工流产的发生风险。在某些情况下，亲密伴侣暴力还会增加女孩和妇女感染艾滋病和性传播疾病的风险	①向青少年受害者提供 GBV 的相关临床治疗，包括紧急避孕、人类免疫缺陷病毒暴露后预防、性传播疾病治疗和综合病征的管理
②儿童和青少年的性虐待和亲密伴侣暴力与心理健康问题（如抑郁、创伤后应激障碍、自杀意念和企图）的风险增加相关	②向遭受性虐待并产生心理健康问题（如创伤后应激障碍和抑郁）的儿童和青少年提供以创伤为重点的认知行为疗法
③在一些国家和地区女性青少年仍然有遭受女性生殖器残割（female genital mutilation，FGM）的情况发生	③为遭受女性生殖器Ⅲ型残割的女孩和妇女提供用于预防和治疗泌尿系统并发症的去纤毛术，特别是复发性尿路感染和尿潴留。考虑对患有焦虑症、抑郁或创伤后应激等症状的女孩进行认知行为治疗。要通过赋能、社区动员和执法预防女性生殖器残割的发生。同时要监督当地社区放弃这一做法

续表

需求和挑战	方法和措施
④在一些国家，大量少女处于正式或非正式的婚配状态	④在 18 岁以下女孩结婚的高发地区，采取学校和社区干预措施，为女孩提供信息并赋能，同时通过干预措施影响家庭和社区规范。通过正规和非正规渠道为女孩提供教育和就业机会，以便将婚姻推迟到 18 岁以后。鼓励政治领导人、规划者和社区领导人制定和执行法律和政策，禁止 18 岁以下的女孩结婚
（7）生殖系统癌症，特别是子宫颈癌的预防、检查和管理	
如果成功地给所有青少年接种 HPV 疫苗，则可以预防大多数成年妇女因宫颈癌死亡的情况	提高青春期少女、家庭、教师和监护人员对人类乳头瘤病毒（human papilloma virus，HPV）和疫苗的认识。清除为所有 9 ～ 13 岁少女提供 HPV 疫苗的法律和政策障碍。在接种疫苗之前，不要询问女孩的性行为发生情况。由学校和卫生机构参与，将 HPV 疫苗接种计划整合到已有的青少年健康计划、学校健康和其他平台中，以实现所有 9 ～ 13 岁少女接种 HPV 疫苗
（8）保护生育力的信息、咨询和服务	
①青春期是发展终生健康生活方式的重要时期（如不吸烟和预防肥胖）。这些生活方式也与预防成年不孕或不育有关	①向每一位年轻人分享所有信息，包括：a．性健康和生殖健康促进（如采取安全性行为，以预防性传播疾病）；b．全面健康促进（如通过健康营养和运动预防肥胖、不吸烟等）；c．讲解造成不孕或不育的原因
②经历过不安全流产、异常分娩或性传播疾病的少女可能患有不孕和（或）继发不孕。已证明，一些儿童疾病治疗、肿瘤治疗和变性过程中的激素治疗以及其他遗传综合征能影响生育能力。许多青少年癌症幸存者表示希望将来有孩子，但对自己的生育能力表示担忧。为患有威胁到生育能力的疾病或慢性疾病的青少年提供治疗的医务人员在与患者讨论生育能力问题时常常感到不自在或不适应	②在服务指南和培训中强调为青少年的不孕或不育提供信息、咨询和服务，特别是在早婚早育、性传播疾病和不安全流产的高发地区。服务提供者经过培训，可以谨慎地向正在接受治疗的青少年提供咨询，让患者了解疾病可能对生育能力的影响和保存生育力的选择方案
（9）性健康和福祉的信息、咨询和服务	
①青春期是经历与身体变化、欲望、愉悦、手淫、童贞、浪漫爱情、人际关系和婚姻有关的焦虑和忧虑的时期，也是人体生理、心理和性成熟的重大变化时期。青春期女孩难以就“性”和安全套的使用与伴侣讨论或谈判。青春期男孩在“男子气概”的驱使下易从事危险的性行为，并拒绝采用避孕套等避孕措施	①全面性教育涵盖了促进性健康和福祉的策略。与此同时，卫生保健服务要向青少年提供安全、愉悦和自愿的性行为的咨询。这些咨询服务与心理卫生咨询相融合，要特别关注青少年特定的认知、行为转变和身份认同可能导致的焦虑和抑郁
②女同性恋、男同性恋、双性恋、变性人、间性人（lesbian，gay，bisexual，transgender，and intersexual，LGBTI）和其他性取向的青少年往往缺乏适当的支持系统。他们会体验到与众不同和不适应，遭到暴力、欺凌和骚扰的发生率较高，因此会出现愤怒、抑郁、悲伤、压力或忧虑等心理健康问题	②为 LGBTI 和其他性取向的青少年提供心理和医学护理，包括为变性人提供性别确认治疗和激素治疗的选择

五、他国经验介绍

很多发达国家和发展中国家在青少年性健康和生殖健康方面进行了积极的探索和实践，并积累了丰富的经验。本文选取了四个国家的案例，从学校如何开展性教育、师资培训、以点带面和多部门合作，到青年友好门诊、投入产出效果分析和将青少年健康服务纳入国家公共卫生系统的介绍和分析，以期对关注青少年性健康和生殖健康的同行有所启发和借鉴。

案例 1：通过“家庭生活艾滋病教育”开展学校全面性教育

“家庭生活艾滋病教育”是尼日利亚开设的教育课程，旨在促进青少年获取事实信息，形成积极的态度、信念和价值观，以及发展技能。它为中学阶段的人类免疫缺陷病毒预防教育以及性健康和生殖健康提供了一种综合方法，内容涵盖艾滋病和其他性传播疾病、意外妊娠和流产、性行为和避孕套的使用等[9]。

从 1995 年起，尼日利亚实施全面性教育的历程为：

- 1995 年，成立全国性教育联盟。
- 1996 年，性教育联盟制定了全面性教育指南。
- 1999 年，在第一届全国青少年生殖健康大会上，联邦教育委员会决定将性教育纳入学校课程。
- 2000 年，由联邦教育研究委员会和健康行动委员会制定全面性教育课程。
- 2002 年，迫于保守政治和宗教的压力，课程名称更改为“家庭生活艾滋病教育（family life HIV education，FLHE）”。联邦教育委员会通过了该课程，并决定扩大规模。
- 2003 年，在州一级扩大实施课程。
- 2010 年和 2012 年，联合国教科文组织确认了五个发展中国家教育项目，尼日利亚是其中之一。

（1）拥有的经验

①具有强大的政治领导力和带头人。联邦教育委员会提出愿景并坚持不懈，领导层的努力为扩大规模奠定了基础。

②明确全面性教育的需求，得到了国内外专家的共识和技术支持。FLHE 课程内容本土化，简单明了，教学内容、教学对象和教学方法明确。

③包括非政府组织在内的不同类型的机构发挥互补作用，不断创新：a．青少年生殖健康非政府组织提供师资培训，发挥倡导和技术支持双重作用；b．学校负责多学科课堂教学（如社会研究、综合科学和英语）和课外活动；c．师范院校开展师资岗前和在职培训。

④来自多部门组成的州级咨询和倡导委员会积极倡导，以得到公众的持续支持。社区的参与和支持对成功开展和扩大规模至关重要。

⑤建立管理模式，完善筹资模型、资金管理、监督、指导和评估系统，发挥各州分散管理的灵活性。

（2）面临的挑战

①如何保护已达成的共识，保持人们对性教育的兴趣和热情，继续将联盟成员团结在一起。

②筹集足够的资金，缓解现有教师短缺和负担过重的情况。

案例 2：从家庭生活教育过渡到性健康和生殖健康教育

塞内加尔的学校性健康和生殖健康教育是从家庭生活教育试点项目开始的。小学的性健康和生殖健康教育课程是由国家教育部制定的课程计划，其内容整合到不同的科目中，如历史、地理、法语、科学和道德教育。小学的具体教学内容包括人际关系、沟通和拒绝技巧、预防性虐待、解剖和生理以及包括艾滋病等疾病的知识和信息。中学的性健康和生殖健康课程内容包括人际关系、沟通、拒绝和谈判技巧、预防基于性别的暴力（包括性虐待）、解剖和生理、人类繁殖、性欲、预防意外妊娠、减少艾滋病和性传播感染的风险[10]。

塞内加尔学校性健康和生殖健康教育的发展经历了四个阶段：

➢ 1990—1992 年为初始阶段，建立了协调机制，并进行了基础研究和能力建设。

➢ 1992—1996 年为扩展阶段，从 10 所学校启动，并扩展到了 22 所学校。

➢ 1997—2001 年间加强宣传，对家长、学生和社区利益相关者进行宣传动员。

➢ 2002—2006 年，在中小学校进一步横向和纵向扩展。

（1）拥有的经验

①从家庭生活教育（family life education，FLE）试点项目开始，发展成为中小学性健康和生殖健康教育课程，将性教育的内容融入多学科。去除敏感性，使课程教育的方式和内容本土化，增加可接受度。

②将横向扩展和纵向扩展相结合。横向扩展是有计划地逐渐增加学校和接受教育的学生人数。纵向扩展是围绕国家或地方政策出台、支持环境改善而不断向新地区扩展。

③进行参与式的技能培训。对学校教师和工作人员进行参与式的技能培训，以及课程计划的指导。由政府和民间组织组成资源团队，学校教师和校长有自主选择课程内容和程度的权利。

④关注入学率低的地区。在入学率低的地区，与校外性教育工作者建立更紧密的联系，推动社区发挥作用。

⑤发挥政府和民间优势，加强教育部、卫生部与民间社会组织之间的合作。

⑥积极在社区宣传，提高利益相关者对青少年性健康和生殖健康重要性的认同。青少年同伴教育者定期开展活动，与社区共享信息。

（2）面临的挑战

①加强政府和组织在生殖健康教育方面的能力并增加投入，以帮助巩固和维持扩大规模，实现承诺。

②对性健康与生殖健康教育课程尚未进行有效性和影响方面的评估，缺乏评估结果和效果的可靠数据。

案例 3：逐步扩展青少年诊所和成本效益分析

1991 年，爱沙尼亚开办了第一家青少年诊所。随后，青少年诊所不断扩大，并形成国家网络。青少年诊所服务网络的建立和学校性教育项目的实施，使爱沙尼亚青少年的性健康和生殖健康得到了明显的改善[11]。

青少年诊所的服务包括：

（1）开展性传播感染咨询、检测、治疗和后续咨询。开展艾滋病的自愿保密咨询和检测。如果人类免疫缺陷病毒检测结果呈阳性，应转介治疗和咨询。

（2）开展避孕咨询，提供关于使用避孕药具的咨询服务。

（3）开展生殖健康、妊娠诊断和产前护理、安全流产、心理咨询、HPV 疫苗接种和咨询，以及其他生殖健康服务。

（4）在学校或青少年诊所开展性教育课程。

（5）开展网站和网络咨询。

根据爱沙尼亚健康保险基金、爱沙尼亚性健康协会、国家健康发展研究所和青少年诊所的财务和医疗记录，杰瑞·克姆佩斯（Jeri Kempers）等专家分析了2002—2012年爱沙尼亚全国青少年诊所网络的成本。结果显示，2002—2012年青少年诊所网络的总预算为838万欧元，有30.4万名年轻人接受了服务。总费用的95%是由爱沙尼亚健康保险基金支出，最大的支出类别是人员工资，占35%，医疗用品占33%，协调费用占3.6%。每一位年轻人的平均费用为27.76欧元。分析结果为进一步开展青少年服务和资金保障提供了依据[12]。

爱沙尼亚成功地扩大青少年友好诊所和有效开展服务的主要因素是：

➢ 存在有利的社会和政治氛围。

➢ 明确表明青少年服务的需要。

➢ 工作人员具有热情和奉献精神。

➢ 得到了合作伙伴和用户的认可。

➢ 通过国家医疗保险系统提供可持续的资金和资金管理。

➢ 及时对青少年性健康和生殖健康状况监测并报告。

案例4：将青少年友好保健服务纳入国家公共卫生系统

瑞典的青少年友好保健服务为年轻人提供性健康（如避孕、妊娠和性传播感染）相关的信息、咨询和支持，为年轻人提供做出明智选择的知识和技能，增强他们的独立和自尊，并帮助他们以积极和愉悦的方式体验性生活和亲密关系。瑞典将青少年友好保健服务纳入国家公共卫生系统，以保障其可持续性[13]。长期开展性教育和青少年友好服务的效果明显，表现为青少年性行为中的自我保护意识明显增强，以及首次性行为年龄推迟。

瑞典的青少年友好保健服务的特点表现为：

（1）可接受性：以年轻人接受和认可的方式提供服务。

（2）尊重和保密：尊重年轻人的态度和选择，并做到保密。

（3）有效性：专业人员的专业知识和技能不断得到更新和提高。

（4）公平性：所有有需求的青少年都可以寻求帮助，保障无障碍的服务。

（5）无歧视：对有任何问题的前来就诊的年轻人一视同仁。

（6）灵活性：根据不同的地区和面对不同的需求提供服务。

（7）可持续性：将青少年友好服务纳入国家公共卫生系统。

六、未来和展望

青春期是个体生命中一个独特而关键的阶段。它代表着儿童与成人之间的过渡，其特点是身体和心理上的重大变化带来了影响他们生活前景的风险和机会。《妇女、儿童和青少年健康全球战略（2016—2030）》指出，通过投资于正确的政策和规划，使青少年实现自己的潜能以及健康、教育和全面参与社会的人权。我们可以释放出“可持续发展目标一代”的巨大人力潜能，从而改变我们的世界[14]。

推进青少年性健康和生殖健康与权利的战略行动包括：利用政治、政府和社会的支持力量加强青少年性健康和生殖健康；增加投入，有效地利用现有资源并发掘其影响作用；确保已有的法律和政策得到了广泛传播和应用；利用现有数据和证据制定规划和计划；以服务质量和公平原则为核心，通过卫生服务、学校、法律和政策、社区、移动医疗以及媒体和社会营销加速和扩大实施[15-17]。

中国为实现《健康中国行动（2019—2030）》和2030年可持续发展目标，以及青少年性健康和生殖健康普遍可及的目标正在积极努力。我们借鉴国际上的经验，因地制宜，不断探索，与时俱进。他山之石，可以攻玉。

参考文献

[1] UNFPA. Programme of adopted at the International Conference on Population Development 20th Anniversary Ed. 2014.

[2] Kabiru CW. Editorial：adolescents’ sexual and reproductive health and rights：what has been achieved in the 25 years since the 1994 International Conference on Population and Development and what remains to be done？ J Adolesc Health，2019，65：S1-S2.

[3] United Nations. The Sustainable Development Agenda 2015. [2019-06-08] https：//www.un.org/sustainabledevelopment/development-agenda/.

[4] UNFPA. Sexual and reproductive health and rights：an essential element of universal health coverage. Background document for the Nairobi summit on ICPD25-Accelerating the promise，2019. [2019-10-20] https：//www.unfpa.org/sites/default/files/pub-pdf/SRHR_an_essential_element_of_UHC_SupplementAndUniversalAccess_27-online.pdf.

[5] Starrs AS，Ezeh H，Barker G，et al. Accelerate progress—sexual and reproductive health and rights for all：report of the Guttmacher-Lancet Commission. Lancet，2018，391：2642-2692.

[6] 世界卫生组织. 政策简报：采用标准驱动的方法提高青少年卫生保健服务的质量，2015. [2020-08-02] https：//apps.who.int/iris/bitstream/handle/10665/184035/WHO-FWC-MCA-15.06-chi.pdf？ sequence=11.

[7] Engel DMC，Claire E，Marie D，et al. A package of sexual and reproductive health and rights interventions—What does it mean for adolescents？ J Adolesc Health，2019，65：S41-S50.

[8] WHO. Sexual health and its linkages to reproductive health：an operational approach，2017. [2019-10-22] https：//www.who.int/reproductivehealth/publications/sexual_health/sh-linkages-rh/en/.

[9] Huaynocas S，Seck AT. Scaling up comprehensive sexuality education in Nigeria：from national policy to nationwide application. Sex Educ，2014，14（2）：191-209.

[10] Chau K. Scaling up sexuality education in Senegal：integrating family life education into the national curriculum. Sex Educ，2016，16（5）：503-519.

[11] Kempers J，Evert K. The success factors of scaling-up Estonian sexual and reproductive health youth clinic network—from a grassroots initiative to a national programme 1991—2013. Reproduc Health，2015，12：2.

[12] Kempers J. Cost analysis of youth clinic network in Estonia. Reprod Health，2015，12：37.

[13] Thomée S，Malm D. Challenges and strategies for sustaining youth-friendly health services— a qualitative study from the perspective of professionals at youth clinics in northern Sweden. Reproduc Health，2016，13：147.

[14] 联合国可持续发展目标 . 妇女、儿童和青少年健康全球战略（2016—2030）. [2016-07-25] https：//www.who.int/maternal_child_adolescent/documents/women-deliver-global-strategy/zh/.

[15] Plesons M，Cole CB. Forward，together：a collaborative path to comprehensive adolescent sexual and reproductive health and rights in our time. J Adoles Chealth，2019，65：S51-S62.

[16] Patton GC，Su san M. Our future：a lancet commission on adolescent health and wellbeing. Lancet，2016，387：2423-2478.

[17] Waddington C，Sambo C. Financing health care for adolescents：a necessary part of universal health coverage. Bull World Health Organ，2015，93：57-59.

· 理论探讨 ·

医学人文视野下赖希“性革命”理论的当代解读 *

薛方圆

自人类社会诞生以来，人类对生命和健康的思索从未停止，有关医学人文的思想和言论古已有之。总体而言，医学人文的核心是关注医学的本质和最基本的人类价值问题。在20世纪思想史上，威廉·赖希（Wilhelm Reich，1897—1957）的“性革命”理论为人们更好地认知自身的价值以及解除对自身本性的束缚起到了积极的推动作用。在弗洛伊德创立精神分析学后不久，他的学生赖希就尝试把精神分析学与马克思主义进行某种程度的融合。赖希以“弗洛伊德主义的马克思主义”的创始人、“生命能”的发现者及“性革命”理论的奠基人闻名于世。赖希在1922年获得医学博士学位后，同年投入精神分析运动，并与弗洛伊德成为忘年交。1927年赖希加入奥地利共产党，身兼精神分析学家和共产党员的双重身份，在理论上企图把马克思主义和弗洛伊德主义融合起来，在实践上企图把政治革命、社会革命和心理革命结合起来。精神分析学会历来认为该派理论与共产主义不可调和，而共产党也认为赖希对“性”的强调是非马克思主义的，结果赖希被两个组织同时除名。虽然在学术生涯上，赖希是一个悲剧性的人物，但毋庸置疑，他的思想影响仍然深远，特别是在20世纪60年代，赖希的思想更是在西方左翼青年造反运动中广泛传播。

赖希主张通过“性革命”帮助人们摆脱“性压抑”，获得“性自由”，走向“自我调节的健康性格结构”，实现人的本质，进而得到真正幸福的生活。这些思想极大促进了人们权利意识的觉醒，激励人们为争取自身合法的性权益而斗争。赖希还积极维护以爱为基础的婚姻自由和青少年的性权利。这些观念为人们更好地认识生命的本质、生活的意义以及家庭伦理关系提供了良好的契机。不同于医学研究领域内直接和易于被人们感知到的官能不适、机体疼痛或生物病态，性压抑和性缺乏造成的后果主要是带来个体精神、心理方面的疾病和障碍，所以长期以来，人们对于性欲的满足程度与身体健康的密切关联抱着一种忽视的态度。医学按其使命来说，是对人从生到死的全过程的关爱和尊重。医学不仅仅是科学，更是人学。就此而言，在当今医学技术飞速发展，人类对于生命、健康、性及其伦理思考越来越深入的时代背景下，从医学人文的视域重新审视赖希“性革命”理论的当代价值，应当具有典型意义。

一、性乐观主义

赖希的导师弗洛伊德提出的性欲理论被后人称为精神分析的理论基石。在弗洛伊德那里，以原始性欲为代表的人的本能欲望是人类最基本的内驱力，是人的精神活动的核心。原始性欲与生俱来地追求快感与满足，而社会则借助于“超我”和“自我”对“本我”实施压制，使其得到有

---

* 本文为基金项目——国家社科基金高校思想政治理论课研究专项“共建‘一带一路’背景下高校思想政治教育的国际向度及提升路径研究”（19VSZ126）的阶段性成果。

薛方圆，北京大学医学人文学院。

限制的满足，从而符合外部世界的现实要求。所谓道德、法律、习俗、宗教和哲学等意识形态上层建筑的发明，乃是为了抑制人类性本能、性冲动的盲目性。因此，文明的精髓就在于使社会力量盖过个人力量，文明的进步就是性本能的压抑、转化和升华。在此意义上，人类的历史就是性本能的压抑史。但是当性本能受到过度压抑时，人的心理结构就会失去平衡，从而成为精神病患者。于是弗洛伊德开创了独特的以心理学为基础的精神分析的治疗方法与技术。后来弗洛伊德又超越心理学的范畴，把精神分析的基本原理广泛地应用于人类社会历史和文化等诸多领域。

赖希大体上继承了弗洛伊德“以性需求为核心的个体生物性需求是人的本质需求”的观点。在赖希看来，人受到生物本能和社会关系的双重影响，但就其本质而言，以性本能为代表的生物属性为主，加上社会属性的影响，共同规定了人的本质。因此，人必须首先通过性的满足才能获得个体的满足，进而达到真正的幸福。但在弗洛伊德那里，他并不鼓励人性的完全解放以及性压抑的彻底消除，反而主张加强和维持文明对本能的压抑，其文明观是一种保守型和妥协型的悲观理论。赖希则从马克思的社会历史观中汲取理论营养，反对人的本能、欲望与社会文明之间的截然对立，认为它们都是特定社会历史条件下的产物，性压抑只是一定时期维持统治阶级和剥削阶级利益所需要的心理条件，而不是实现文明的发展进步所必需的。

在赖希看来，性压抑不但是社会问题的核心，同样也可以成为革命的动因。“赖希把性和本能的根本解放发展为一种乌托邦式的政治理论。这种性的解放是对社会及其意识形态的专制主义相抗衡的一种特别的潜力。在描述性解放的乌托邦时，赖希批判了弗洛伊德理论的现实主义与悲观主义倾向。在他看来，弗洛伊德关于死亡本能的非历史主义的生物学困境和文明的发展与压抑的不可避免的悲观主义格调，否定了人类从压抑中解放的任何可能性，从而使精神分析同时面临着成为个人适应压抑性文明的改良主义危险。”[1] 不同于弗洛伊德的悲观主义，赖希认为人与生俱来就有渴望爱、自由与合作的社会性冲动，而不是天生的反社会动物。通过美好的性和作为消遣的自由劳动，人的内部世界和外部世界能够实现很好的融合，进而人真正的本质也得到了彻底的实现，然而，资本主义现代文明给人性潜力的充分发展带来羁绊，使人类处于一种异化生存状态。很显然，赖希的上述观点受到了马克思“异化劳动”理论的强烈影响。

赖希认为，“生活幸福的核心是性的幸福”。[2] 他强调对生活的肯定从本质上来说是对性的肯定。性欲本身无关善恶，繁衍后代也是一种人类发展自我和延续生命的形态，所以作为天然欲望的性，其本身并无对错。高质量的性生活有助于个体的身心健康和良性发展，而个体的健康发展反过来又会对性欲满足产生积极的促进作用。在赖希那里，当个体获得真正的自由和幸福时，就形成了“自我调节的性格结构”。这种性格结构会促进个体通过自我调节来追求民主与自由，因此亦称为“民主主义的性格结构”。它使个体不盲目、不屈从，对一切积极的事物产生兴趣，以幸福快乐的精神重建自己的生活，并保护自己不受反动势力的威胁，促进自身生命价值的最大化。而自我调节的性格结构如何养成，追根溯源，即是要获得性的满足。

可以说，弗洛伊德的性压抑论反映出他内心的妥协和保守。他回避资本主义的社会痼疾，研究精神疾病，却无视产生精神疾病的社会根源，期望达到解放人性的目标，却不鼓励彻底消除对人性的压抑。而在赖希的理论中，他始终将性看作美好的东西。当天然的性欲得到满足，性能量得到释放后，其所产生的正面效应将会极大地推动个体和社会的良序发展。反之，当社会上大多数个体处于极度的性压抑状态时，各种各样的社会问题和心理问题一定会接踵而至。因此，只有以一种正面和乐观的态度，面对人类自然的性需求，才能将性压抑对个体和社会所造成的不良影响降至最低，并积极促进性能量的排解、转化和升华。至此，赖希推倒了弗洛伊德“文明社会建立在压抑性本能基础上”的论断，创造了非压抑性文明论。他不仅将性欲看作健康、纯洁和美好的东西，而且把性欲满足看作实现人性本质和人生意义的关键所在，从而使得弗洛伊德的性欲论走出了悲观主义的阴影，转变成了一种积极向上的性乐观主义。“性乐观主义”充分体现了赖希对古典精神分析理论的反叛和超越，也构成了其通过“性革命”理论和实践来改造个体与社会的逻辑起点。

二、“消灭父权制家庭”与构建新型“母权制社会”

在赖希的理论体系中，性自由和性满足可以帮助个体养成“自我调节的性格结构”。性压抑则使人产生不健康、异化的心理和性格，即“独裁主义性格结构”。其所带来的社会性影响，赖希称为“独裁主义统治”。作为联系个体和社会的桥梁，家庭起到了举足轻重的作用。家庭问题一直是赖希性革命理论的主题之一，而恩格斯的《家庭、私有制和国家的起源》则为赖希的家庭革命思想提供了直接的理论来源。在赖希看来，家庭作为社会结构的基本单位，除了经济意义和社会价值这些最基本的功能外，随着生产力的进一步发展，家庭又逐渐承担起了“导向某种社会意识形态”的功能。赖希指出：“家庭是小型的权威主义国家，儿童必须学会适应家庭，以便为后来的适应社会做好准备。”[3] 可以说，一个儿童最原始的世界观，当然其中也包含对性的态度，便是来自其原生家庭。从这个角度来看，作为社会结构基本单位的家庭，同时构成了整个社会最基础的教育设施，进而在社会经济基础和上层意识形态建筑之间实现了某种连接，开始具有政治意义。因而，“对一切时代、一切国家和每一个社会阶级的男男女女的精神分析表明：社会经济结构同社会的性结构和社会的结构再生产的交错，是一个人最初的四五年里在权威主义家庭中进行的。后来教会只是继续了这种作用。因此，权威主义国家从权威主义家庭中获得了巨大的利益：家庭成了塑造国家的结构和意识形态的工厂。”[3]

西方国家的国民教育主要通过“家庭”“学校”和“教会”三方面得以实现，而这些教育的共同本质，就是促进儿童形成与特定社会需求和经济发展过程相适应的性格结构和知识结构，其中家庭教育对孩子潜移默化的影响最大。从这个角度来看，父母的性态度和性观念将会直接影响到孩子。在赖希那里，“父权制权威主义家庭”是压抑人的性需求的主要场所。因为在这样的家庭中，性快乐是被父亲所占据的，因此“父权制权威主义家庭”便构成了权威主义国家的基础。由于家庭所承担的经济意义、政治功能和社会价值，赖希认为要使个体和社会得到健康发展，就必须将个体从“制造顺从动物的工厂”的家庭中解放出来，就必须首先消灭“父权制家庭”或“独裁型家庭”。这种“独裁型家庭”便是个体独裁主义性格结构的堡垒。父母长辈通过家庭教育，把独裁主义的意识形态和保守压抑的性观念强加给儿童，一直持续到儿童长大成人。在这样的背景下，“青年人对现有社会秩序的赞成抑或反对的态度与他们对待家庭的赞成抑或反对的态度成正比”[2]。这样的保守反动家庭不仅对个体的性格结构造成持续的不良影响，而且也在很大程度上加深了当下独裁型社会的各种病态和乱象，因此，赖希提出要“消灭家庭”。这个在当时振聋发聩的主张，并不意味着赖希要彻底取消家庭这种最基本的社会组织形式，重点在于要“消灭父权制家庭”“消灭父权制家庭中父亲的威严和压抑束缚给子女带来的仇恨及其在爱的幌子下造成的动乱”[2]。这种动乱不仅仅是对妇女和儿童的经济压迫，更是强迫妇女和儿童形成了对于权威的屈服和崇拜。对这种父权制权威家庭的鞭挞，正是赖希性革命理论的出路之一。

赖希希望通过自己的理论去实现一场社会的变革，并进一步指出，建立“自然的、实现爱的能力的解放的家庭”才是实现自由和幸福的出路，而这种家庭即是一种新型的“母权制社会”。弗洛伊德曾经提出，父权制时代的压抑性是人类文明发展所必需的，“俄狄浦斯情结”是人类道德观念的起源。赖希则认为原始社会的家庭组织形式是母权制，即由一个全体认可的母亲领导氏族成员从事各项生产活动，不存在经济剥削和政治压迫，也没有阶级和国家的划分，群体按照血缘关系自由联合，结成部落。所以在母权制社会里，从来都不需要那种保守屈从的性格结构，性压抑也并不具有必然性，性欲可以得到自然的满足。赖希指出，田园牧歌式的母权制社会让位于恐怖独裁的父权制社会，乃是人类历史上的一大悲剧。既然父权制社会要为当今人类面临的性压抑问题负首要责任，为了消除这种压抑，赖希提出建立新型的趋向于性独立和性肯定的“母权制家庭”来救人类于水火。

三、弗洛伊德主义与马克思主义的结合

毫无疑问，不管是性乐观主义，还是对父权制家庭的深刻抨击，赖希都受到了马克思主义的强烈影响，但他同时也认为马克思主义还存在局限性，有必要用弗洛伊德主义来“改造”马克思主义的社会革命学说。在赖希看来，面对资本主义所带来的人类征服和奴役自我的生存困境，马克思主义和弗洛伊德主义无疑为人类提供了两道希望之光。“性”是弗洛伊德主义的理论标签，而“革命”则是马克思主义的重要特色。赖希思想的理论旨趣，就是要实现马克思主义与弗洛伊德主义之间的对话和融合。在 1936 年《性革命》一书的序言中，赖希明确地将自己的思想体系命名为“弗洛伊德主义的马克思主义”。

赖希还出版了《辩证唯物主义和精神分析》一书，试图说明马克思主义与精神分析学的一致性，即唯物主义、辩证理论、批判和革命精神。在赖希看来，早期的弗洛伊德主义与马克思主义有很多相通之处。一方面，马克思主义无疑是一种唯物主义学说和辩证的理论，精神分析学基本上也是一门唯物主义科学。弗洛伊德和马克思一样，把焦点集中在真正的人类需求和经验上。他的理论出发点是爱和饥饿这样具体的物质事实。与此同时，弗洛伊德精神分析的本质也是辩证的。他把心理结构视为动态的，是本我、自我和超我之间的运动变化，所以马克思主义和精神分析学在辩证法的基本原则上也是一致的。另一方面，马克思主义与弗洛伊德主义都是批判的、革命的。赖希认为，在看似保守和妥协的精神分析理论中蕴藏着潜在的革命性。虽然弗洛伊德主张文明对于人类性本能的压抑是不可抗拒的，但事实上他对性压抑的揭露，反而可以构成批判资本主义异化生存状态的理论起点。早期的精神分析理论还为探究人类自我意识的奥秘打开了通道，为个人的自我启发和自我创造奠定了基础，并提供了有力的思想工具。在人类历史上，如果说马克思主义致力于揭示人类历史的发展规律和未来的前进方向，使人类社会的发展由盲目性走向自由自觉，那么弗洛伊德则首次从人的心理深层结构和内在心理动力方面去探讨人的奥秘，使人看到了理性后面的非理性因素的重要作用。

除了一致性，赖希认为弗洛伊德主义与马克思主义之间还存在着互补性。一方面，弗洛伊德思想是对于马克思主义的意识形态理论的一种深刻的补充。在赖希看来，尽管弗洛伊德的思想具有脱离社会情境的抽象性，但是他的人格理论，特别是性压抑和潜意识理论的某些观点，揭示了社会统治秩序和意识形态对人的心理动机、价值取向的影响和歪曲，可以弥补马克思主义“一是不能正确地解释经济发展过程是怎样转化为意识的，二是不能正确地说明意识形态的相对独立性”的两大“缺陷”。基于此，赖希把自己的理论称为“政治心理学”。另一方面，马克思主义能够补充弗洛伊德思想的社会性和历史性视域空白。在赖希看来，弗洛伊德的社会心理学中存在着两个内在矛盾：一方面，它对现代文明构成了重大威胁，因为文明是建立在性压抑的基础上的；另一方面，它的某些观点又起到了维护现存社会的传统价值的作用。他对人类从社会压迫中解脱

出来和对文明的发展进步持悲观态度，并且敌视社会主义的革命目标。而马克思主义则把批判的矛头指向了现实的资本主义社会，人性异化和扭曲的根源，只能从现实的经济剥削和阶级压迫中去寻找，单凭精神治疗解决不了人的解放和自由全面发展问题，只有诉诸社会变革，才能彻底消除各种压抑和不公。

可以说，马克思主义把注意力集中在社会情境之上，对个体思想意识的设定以理性为主导，这就使得马克思主义在个体非理性心理过程和意识形态研究方面存在着一定的不足；而弗洛伊德在重视研究人的非理性冲动的同时，忽略了人的社会性和历史性。因此，弗洛伊德主义若要摆脱生物学化倾向，走出非历史性阴影，就必须与马克思主义的社会历史理论结合起来。在赖希那里，如果说马克思主义是对资本主义历史发展的宏观政治经济学批判，那么“性革命”理论就是对资本主义个体生存机制的微观心理学批判。两者应互为补充、相得益彰。

四、作为社会革命的“性革命”

根据实际的理论需要，赖希把马克思主义与弗洛伊德主义两者相融合的典范就是他的“性革命”理论。赖希认为，要实现真正的社会变革，首要任务是摧毁家庭、学校和教会等对人的精神摧残。不同于社会政治领域狂风暴雨式的革命，这种革命是发生在日常生活、性格结构和心理机制等微观领域中的，是对旧的意识形态和价值观念等发起的全面进攻。这便是赖希在马克思主义与弗洛伊德主义相结合的基础上所倡导的以“性革命”为核心的全面的文化道德革命。在赖希这里，性压抑是统治阶级用于维护统治的重要支柱。它已经不再是简单的个人心理疾病，而是成为一个社会制度性通病。所以必须通过“性革命”手段来消除整个社会的性压抑问题，为个体带来性健康，为社会创造新形态，进而实现人的自由幸福和社会全面发展。

赖希强调，社会主义运动的首要任务不是夺取国家政权，而是改造群众意识的“内部结构”，改造人的非理性意识，消除造成压迫的心理条件。“现在真正民主的革命运动的唯一任务是指导（而不是自上而下地‘领导’）无辨别力、生物病态和奴性化的人类群众，指导他们直接意识到每一种压抑，学会迅速、最终、一劳永逸地摆脱各种压抑”。[3] 要达到此目的，就必须首先进行日常生活的革命。日常生活革命的核心是要打破保守压抑的传统道德关系和家庭关系，最终打破性压抑给人的性格结构和价值观念所带来的各种消极影响，形成普遍的自由和民主的性格结构。因此，社会革命绝不能忽略“性”的革命，性满足和性解放是人类普遍解放的重要方面。

具体而言，“性革命”的首要指向即是消除性压抑，重视性需求。赖希把性的需求视为人最核心的自然欲求。性的压抑不仅导致身心紊乱，而且会导致人们社会功能的总失调，也是独裁统治者维护自己统治的主要支撑。赖希认为，首先，人类应当对自身的天然性欲采取开放的态度，破除神秘感，接受并坦然地面对自己的性需求。如果一个人能享受满意的性生活，彻底解除性束缚，他将会处于长久、稳定的兴奋与满足之中。只有性生活和谐、性心理健康的人，才能自由自觉地对生活进行自我调节和积极规划。其次，维护性权利，提倡性自由。在赖希看来，通过“性革命”达到的性自由，是回到人们原始性欲不受束缚的自然状态，不受性压抑所带来的精神与肉体的困扰，并享有避孕、妊娠中断、自由恋爱与婚姻自主等性权利。在此意义上，“性自由”是衡量社会文明程度的一种标志。最后，他反对性混乱，禁止性犯罪。性压抑造成了以强迫性为特征的性犯罪。在这场涉及人们生活方式和道德现状的“性革命”中，必须将积极健康的“性自由”与消极纵欲的“性混乱”明确地区分开来，建立积极乐观以及维护人们自然生物需求的健康“性机制”。他反对在两性关系中采取放纵轻狂、忽视爱与尊重等伦理价值的倾向。

不同于一般精神分析学家的个体心理治疗，赖希把心理治疗融入社会革命。这些无疑是在马克思主义与弗洛伊德主义相结合的基础上，通过社会革命手段解决性压抑问题的积极尝试。在赖希那里，性革命就是实现性的解放，使性冲动以自然、健康的形式直接表现出来。只有消除了性压抑和随之而来的独裁主义性格结构，人的整个性格结构才能发生根本改变。只有当绝大多数人的性格结构发生了这种改变，人才可能变成新人，专制独裁主义才会被彻底消灭，新的自由民主社会才能得以建立。总而言之，赖希认为性问题是社会生活和群众精神卫生的第一位问题。要进行日常生活革命，就必须抓好“性革命”这个根本。

五、“性革命”理论的当代意义

作为一名医生，赖希对现实一直有着强烈的关怀，“应当把性革命看作是一个自由社会的必由之路”。[2] 赖希的“性革命”思想产生于20个世纪30年代。在他之后，西方社会不断有学者，如马尔库塞、弗洛姆和哈贝马斯等，致力于马克思主义与弗洛伊德主义的融合。20世纪西方影响最大的社会哲学流派——“法兰克福学派”也是在这种“融合”过程中逐渐壮大起来的。赖希的开创性理论无疑经受了历史的考验。但任何一种思想无论多么伟大，也避免不了其理论的局限性，因为任何人都无法摆脱他所处的那个时代、社会以及个人生活境遇的限制。赖希的思想也不例外。他的激进甚至还给他带来了很多非议和骂名。比如，赖希的理论带有很明显的乌托邦主义色彩。他没有将精神分析学与社会科学相结合的路径贯彻到底，在某些方面仍然是非理性和偏执的。他对父权制家庭的抨击过于绝对和理想化，对具体建立何种母权制社会又语焉不详。他以人的自然性欲作为“性革命”的前提，以人的自然性规定和影响人的社会性，以此达到改造人类社会的目的。这就从根本上陷入了不可自拔的理论泥淖和“泛性论”中。“泛性论”或“唯性论”解决不了作为社会人的现代人类的本质问题，毕竟性欲只是人类众多基本需求中的一种，若无视人的社会属性，则人类的生存方式就只能退回到动物。更重要的是，赖希对马克思主义也存在着很多误读和曲解，把马克思主义仅仅当作一种宏观的社会理论，从而使之狭隘化。但毋庸置疑，赖希的理论从根本上是极具创造性和革命性的；其很多思想至今仍具有深刻的启示和借鉴意义。

赖希立足于发达工业社会的历史背景，继承了马克思主义哲学关于人类解放的构想、异化劳动理论以及唯物史观的理论精髓，把本能压抑的消除同人类革命解放相结合，倡导开展以性革命为主的日常生活领域的全面革命，拓宽了人类解放的革命途径。也正是由于马克思主义与弗洛伊德主义的对话和融合，使得赖希能够把针对个体的精神分析治疗融入社会情境中，深入思考经济基础和上层建筑的相互作用，从资本主义日常生活批判的角度解释精神疾病的根源，更加贴近历史与现实。而他所开辟的日常生活解放和“性革命”等主题，也为马克思主义的解放理论注入了更丰富的内容，继承和深化了马克思主义的批判精神。

与此同时，赖希还极力倡导对青少年进行积极健康的性启蒙和性教育。在他看来，现存社会里的许多罪恶与痼疾都与对青少年实行的性压抑和禁欲主义教育息息相关，因此，性生活的新秩序必须从对青少年进行积极、健康的性教育开始。赖希关于维护青少年性权利的观念，对于我国当前的青少年性教育有着重要的借鉴意义。首先，必须教育青少年坦诚地面对自然的欲望，破除性神秘感，不必羞于启齿，不必谈性色变；其次，青少年应学习和了解性知识，对性问题进行公开论证和集体讨论。从某种意义上来说，性知识是当前国民教育中最有用、最急需、却又最不完备的知识。学校应该对学生进行正规的生理知识和性启蒙教育。社会也应该积极利用新闻报刊和网络电台等舆论媒介传播积极、正面的性知识，营造开明、包容、自由、健康的性社会氛围。正如苏联学者米特洛欣所说："在谈到'性革命'时，赖希指的是对青年进行性的教育，使即将进入两性关系的青年人做好心理准备，而不是像目前西方经常认为的那样，把'性革命'理解为剥削家庭关系和造成性的混乱。他希望在'劳动民主'基础上建立起来的社会中，日益兴旺的，不是卖淫现象、色情作品和性欲混乱，而是寓于爱情中的自然的幸福。"[4]

长期以来，生物性需求的压抑是个体和社会的隐症，而赖希通过"性革命"所揭露出来的性压抑对人格结构和精神摧残的分析具有开创性的理论意义，其历史使命不仅在于令我们看到了当前解决自然需求和社会需求失衡、寻求个体和社会良性发展的某种路径，也从医学人文关怀的视角提出了人类实现自我价值和社会全面发展的另一种可能。在赖希那里，性压抑是万恶之源，性健康和性快乐是幸福的核心。他对"性革命"的论证，既有他作为一名神经症医生的临床医疗实践根据，又有理论上的严肃分析和说明。1999 年世界性学会（World Association for Sexology，WAS）所通过的《性权宣言》（*Declaration of Sexual Rights*）也将"性快乐权"定义为一项基本人权，并将其视为一个人身体、心理、理智、精神健康与幸福之源泉。现代医学也发现，多数神经症患者存在性压抑。性压抑甚至在生理上也会引发一些疾病，如乳腺疾病，还可导致人性情抑郁、易怒烦躁、委曲求全、懦弱、头痛或失眠等，虽然这并不是必然的，但在性压抑的人中发生的概率远比没有性压抑的人要大很多。在赖希那里，"性"已经不再是纯粹的生理需求和欲望，"性革命"的最终指向是促进个体获得一种普世意义上的深度的、持久的自由与满足。人的性需求在此种意义上便得到了升华，两性关系的文明和发展程度可以作为衡量一个社会文明和发展程度的标尺。性问题也不再是某个人的私事，而是一个适用于所有人的社会性问题，要靠整个社会共同努力，来营造关怀人的性需求和性快乐等基本人权的环境和氛围。

总体而言，赖希的性解放、性自由和性革命等充满人文关怀的性伦理思想，在很大程度上对人们的身体、心理以及生存状态的改善起到了积极的促进作用，符合人自身和社会的发展方向，也使得人们对自身真正的"性权利"有了新的认识。"性革命"给人带来的将是整个人的本质上的解放，整个人的本质上的自由，其所表现出来的关注人类健康和生命力、关心人类命运的人道主义情怀，确实能引起人类的共鸣，激荡人们的心灵而富有深远的现实意义。

参考文献

[1] 闵乐晓．解放的神话——评赖希及巴尔库塞的非压抑性文明观．学术月刊，1999，6：43-47.

[2] 威廉・赖希．性革命——走向自我调节的性格结构．陈学明译．北京：东方出版社，2010：275，285.

[3] 威廉・赖希．法西斯主义群众心理学．张峰译．重庆：重庆出版社，1997：25-28.

[4] 米特洛欣．二十世纪资产阶级哲学．李昭时译．北京：商务印书馆，1983：184.

论 20 世纪 50 年代性别观念的现代性改造 *

李慧波

中华人民共和国成立后，国家进行了性别观念的现代性改造。手段既包括颁布法律政策，也包括组织各种形式的宣传，并取得了一定成效。然而，妇女在这方面仍面临挑战。20 世纪 50 年代性别观念的改造是一个由外向内的层第过程，越向内层就越难以改造，因而体现出性别改造与国家政治制度、传统父权制及妇女解放之间的多元复杂关系。

一、性别观念改造的历史背景

性别观念是“一定时期两性社会地位在人们意识或心理上的反映”“是指基于两性的生理差别而衍生的某些定性思维。它规定了男性和女性各自在社会中的行为规范，并由此确立了相应的道德准则、劳动分工和伦理秩序等”[1]。中华人民共和国成立后，为了实现工业化的目标，国家动员一切能利用的劳动力参与经济建设。与此同时，也非常重视劳动对妇女解放的作用。毛泽东曾形象地比喻：“在社会主义建设中要充分发动妇女。这好比一个人有两只手，缺少一只不行，缺少了妇女的力量是不行的，两只手都要运用起来。”[2] 可见，中华人民共和国成立后，建设社会主义强国的目标进一步推动着妇女解放的进程，实践着恩格斯的“妇女解放的第一个先决条件就是一切女性重新回到公共的劳动中去”的理论[2]。

为了使妇女突破传统角色的枷锁，走向社会，国家通过政策和立法保障了妇女在政治和经济等方面享有与男子平等的权利和地位。1949 年 9 月 29 日，中国人民政治协商会议通过的《中国人民政治协商会议共同纲领》第六条指出：“中华人民共和国废除束缚妇女的封建制度。妇女在政治的、经济的、文化教育的、社会的生活各方面，均有与男子平等的权利。”1950 年颁布的《中华人民共和国婚姻法》第一条指出，“废除包办强迫、男尊女卑、漠视子女利益的封建主义婚姻制度。实行男女婚姻自由、一夫一妻、男女权利平等、保护妇女和子女合法利益的新民主主义婚姻制度”。同年，中央人民政府委员会第八次会议通过的《中华人民共和国土地改革法》不仅明确了“按人口分配土地”的原则，而且对烈士家属和丧偶妇女等特殊妇女群体给予了关注。1954 年通过的《中华人民共和国宪法》第九十六条指出，“中华人民共和国妇女在政治的、经济的、文化的、社会的和家庭的生活各方面享有同男子平等的权利”。国务院于 1956 年公布了《女工保护条例》。1957 年 10 月 22 日全国人民代表大会常务委员会第八十一次会议通过的《中华人民共和国治安管理处罚条例》规定了“用猥亵的言语、举动调戏妇女的”，处十日以下拘留或者警告，突出了对妇女人身权利的保护。这些法律和政策有效地保障了妇女的合法权益，使妇女获得了历史性的解放。

虽然法律政策手段已为妇女权益提供了制度化保障，但男女平等观念依然遭到各方面的打

* 本文为国家社科基金重大项目“20 世纪中国婚姻史研究”（15ZDB050）结项成果。
李慧波，中华女子学院全球女性发展研究院。

压和抵制，如反对推行现代婚姻观和妇女参加生产劳动。反对者既包括男性，也包括妇女，还包括很多干部。例如，有人认为婚姻法是“离婚法”“妇女法”或者“用来压迫男人的”。还有人对妇女参加劳动表示强烈反对，认为“嫁汉嫁汉，穿衣吃饭”“要是自己劳动，就不用嫁个汉子了”“要是自己命好，就不用下地了”[3]。为此，国家从多个层面对性别观念进行现代性改造。本文试从国家介入性别观念改造的方式、成效和困境等方面来探讨这一时期性别观念现代性改造的路径。

二、性别观念改造的方式

如前所述，国家颁布的一系列政令法规不仅保障了妇女在社会上享有与男子平等的权利，而且推进了妇女社会化的进程。为了达成性别观念改造的目的，国家对性别观念改造的宣传工作也非常重视。这与中国共产党历来注重通过宣传来“激发”和“培养”群众的思想意识息息相关。性别观念改造的宣传工作主要分为两大类，一类是宣传《中华人民共和国婚姻法》（简称《婚姻法》）贯彻执行过程中争取婚姻自由的妇女，另一类是宣扬冲破家庭束缚，走出社会生产劳动空间的妇女。下面以 1953 年开展的“婚姻法运动宣传月”为例进行说明。

1952 年 12 月 17 日，在北京市委的领导下，以北京市政府和北京市妇联为主，由各党派、各团体和各机关共 26 个单位组成了北京市贯彻婚姻法运动委员会，并在十三个城、郊区和工矿、学校、机关等系统成立分会。“婚姻法运动宣传月”首先是从试点开展宣传的。先向干部宣传，干部学习后进行自我检查。在此基础上，再向群众展开婚姻法的宣传工作。试点工作结束后，再向全市民众开展婚姻法的宣传工作。主要宣传形式如下：

1．报告会：向群众全面交代政策

报告会是这次运动中主要的宣传方法，其优点是能向群众全面地交代政策。“群众中恐慌情绪和对婚姻法的各种片面的与错误的思想主要是通过报告会解决的。”[4]

2．典型人物现身说法：发挥榜样力量的引领作用

活人活事的典型报告是一种非常有效的宣传方法。运动中所选取的一般是“家庭民主、和睦团结的、青年争取婚姻自由的和旧家庭转变成新家庭的”典型。培养的原则是本人自愿，家庭同意，并能在工作组的教育与培养下提高认识。这种形式可以给群众指出努力的方向，使群众自觉地向他们学习。这一时期，全市各地区各单位作典型报告的不下百人。

3．图片宣传：为低文化层次人群所“喜闻乐见”

在运动中，相关机构联合北京市美工室和中央美术学院举办了贯彻婚姻法运动的美术展览会，“并动员群众到文化馆、北海公园看展览”[5]“数千个街道和农村积极分子带着宣传画、连环画在文化馆、文化站、庙头、街头、大杂院等广泛地向群众讲解，形成在群众中流动中的千百个小型展览会。男女老幼特别是文化低的都很爱听”。[6]

4．文艺演出：入脑更入心

这一时期，北京市文艺演出的主力既包括文化馆的文工团员，也包括业余剧团的工人和市民。演出的主要节目有《赵小兰》《夫妻之间》《喜事》《柳树井》《婚姻自由》及《双满意》等。除了这些节目以外，还有电影、话剧、民歌和地方戏等。有的还根据已发现的具体材料编成大鼓、快板和相声。有的节目演出后，反响也很大，如“麻线胡同每次演剧发一千张票，总共来了

二千多人。演至小兰回家时，全场鸦雀无声，许多老太太都哭了”[4]。

5．小型群众会议：灵活有效

小型群众会议的形式主要包括片会、院会、座谈会、互助组会、地头会、老头儿会、老婆婆会、青年男女会、媳妇会和光棍会等。首先，片会、院会、座谈会、互助组会和地头会这种小型座谈会的好处是容易集合参会者，且座谈深入，能解决具体问题，适合在人群比较分散的农村进行。在城市居民中主要的宣传方式是片会、院会和家庭会。其次，针对不同对象着重讲解与他们切身利益相关的内容。比如针对青年讲解婚姻自由，针对老年人讲解尊婆爱媳，针对妇女讲解男女平等……

6．诉苦会：抨击旧社会，追求新生活

诉苦会主要是通过回忆对比，让群众用自己的亲身经历揭发批判封建习俗带来的痛苦，以划清新旧思想的界限。一般是先通过小组会进行。选出典型后，再举行大会来开展普遍的回忆进行对比，以达到“使新旧婚姻对比成为群众交谈的中心，人人痛恨旧社会婚姻制度”的目的。

7．其他宣传方式：丰富多彩、氛围浓厚

在宣传中，还有其他宣传方式，如速成班和民校“成立了很多临时性的读报组”[5]；“《北京日报》开辟贯彻婚姻法专栏，北京人民广播电台增设贯彻婚姻法特别节目”[7]；“北京中苏友好协会编选介绍婚姻家庭制度的文章，并介绍苏联的婚姻、家庭制度”，宣武区有的派出所组织了秧歌队，还组织了 24 000 多人“收听婚姻法特别节目的广播”[5]。

可以看到，以上宣传方式都是有组织、有计划地在群体中进行的。无论是报告，还是各种形式的会议，无论是听广播，还是看戏剧，都属于集体行动。北京市各个阶层的人群基本上都接受过婚姻法的宣传教育。海淀区“全区 86 个行政单位，除一回民村外，已全部开展婚姻法的宣传，全区有 40 500 户，受到教育的有 32 900 余户，占总数的 81.3%”[8]。

三、性别观念改造的成效

在国家的宣传和倡导下，这一时期的性别观念改造取得了一定的成效，主要表现如下：

1．新的性别观念开始为不同群体所接受

这一时期，不同群体对新的性别观念有所认识。干部们检查和批判了在工作中干涉婚姻自由的思想和行为。如小磨村干部说：“过去认为贯彻《婚姻法》是提出离婚，现在知道了贯彻《婚姻法》是让男女平等，家庭和睦。”[9] 很多群众的性别观念也受到改造。特别是老年人开始接受婚姻自由的思想，如“罗道庄村刘老太太在运动前曾干涉女儿刘淑兰的亲事。运动后，她自动将女儿的未婚夫王世荣请到家里，说：‘我应该支持你们。’并给王世荣做面条吃，补裤子。”[10] 四王府村教师鄂利权说：“以前认为父母包办就劝离婚，自己搞对象就是乱搞，听了这次报告后认识了把过去包办的旧家庭改造成为新家庭，使他们和睦起来，认识到结婚和离婚不应该是随随便便的。”[9] 一位工人也说：“过去的情况是，两人在厂里越是当着别人表示冷淡，那就是心里越好的时候。现在空气变了许多，许多青年在职工休息天公然成双成对进出玩乐了。”[6] 大钟寺霍林听了婚姻法报告后说：“我儿媳是寡妇，她爱改嫁就改嫁。”[11]

2．家庭领域内新的性别观念在逐渐形成

此次运动解决了不少家庭婚姻纠纷，改善了不少不和睦的家庭关系。“北京被服四厂张惠原来经常与老婆吵架，无心生产。13天只能完成7天定额，每半月只能领工资八九万元。这次经过婚姻法运动宣传后，他们转变了夫妻关系，家庭和睦快乐，生产劲头很大，最近生产已超过定额的三分之一，半月可领工资三十多万元。”[12] 校场口64号何佩田夫妻几十年不和好。这次运动后，何佩田竟带着老婆去逛万寿山。妻子高兴地说：“真是没有的事，这是婚姻法的好处！”[13]

3．社会场域里妇女参加各行业的生产建设，成为新的性别观念的推动者

随着国家赋予妇女各种权利，妇女走上了各行各业的工作岗位。“高里庄村经过宣传婚姻法后，有24个妇女从前未参加劳动，现在参加了互助组。”“八里庄自然村就有20多个妇女参加了春耕生产，如赵文亮、李兴之妻。她们从不下地，现在也参加了互助组”。[11] 有的妇女说：“往年妇女谁做地里活呀？谁要种地就不找汉子啦！这回才知道妇女提高要从劳动上提高。”还有的妇女说：“妇女在家也是劳动，不能轻视妇女，解放后妇女还开飞机和火车呢！男女不是一样吗！？”[13]

这一时期，《中国妇女》杂志对各行业妇女参加社会建设的事迹进行了宣传和报道。如中长铁路机务段的火车女司机、天津中纺二厂的女工、电车女司机、长江上第一个女驾驶员林幼华和第一个农民出身的女研究员张秋香等。

妇女不仅成为各种运动的积极参与者，而且也成为新的性别观念的积极宣传者和推动者。例如，“门头沟赵兰香是贯彻婚姻法的副主任，大台区贾宏琴和周口店于从云是下乡小组长……主任于德芝不论黑夜白天，都是很积极地参加会议。”“门头镇副主任王秀英，自运动开始到结束，总是不怕辛苦地进行宣传工作，有时自己连饭都顾不得吃，到各户进行宣传”[14]。海淀区“各乡妇联干部和代表都积极地参加宣传工作。像东下庄妇女委员佟永珍、傅立和妇女代表刘凤芳三人冒着雨，踏着泥，衣服淋得湿湿的，饭也不顾吃，一直宣传了30多户。运动结束后，涌现出1230个积极分子，其中大部分是妇女”[15]。

四、性别观念改造的不同层面及复杂性

如前所述，国家通过出台法律政策，使妇女具有与男性一样的选举权、受教育权和参加生产劳动等权利。国家通过有计划、有组织的宣传动员，使妇女在家庭领域拥有自主权。但性别观念的改造并未从根本上使妇女彻底得到解放，主要表现为妇女要面对来自文化观念层面赋予女性的职能的挑战。如传统“妇德”文化赋予妇女在生育、养育和家务劳动方面所承担的责任（图1）。正如有学者在研究这一时期妇女生活时讲到的：“妇女白天干地里活，天黑回来才干家里的活，推磨、喂面、做鞋、管娃。天黑还要纺花搭布（织布）。一家人穿的、用的都靠织呢，经常一熬就是个透透夜（指通宵）。地里不去不行，分不下粮时，你要生活嘛！”（原文如此）[16] 反映出新的性别观念改造中遇到的困境，也反映了妇女在社会变革中遇到的新问题。

可见，20世纪50年代性别观念的改造如同“洋葱模型”一样，是一个由外向内、层层递进的过程。最外层是由国家力量发动的经济和政治制度层面的改造。这个层面的改造较为彻底。再往里是家庭层面的改造。前两个层次都是在国家统一组织下进行的，带有政治运动的特点。“聚集成群的人，他们的感情和思想全都转到同一个方向，他们自觉的个性消失了，形成了一种集体心理。”[17] 群体会表现出不同于其中的单独个体所具有的特点。鉴于心理状态的暂时性，虽然不

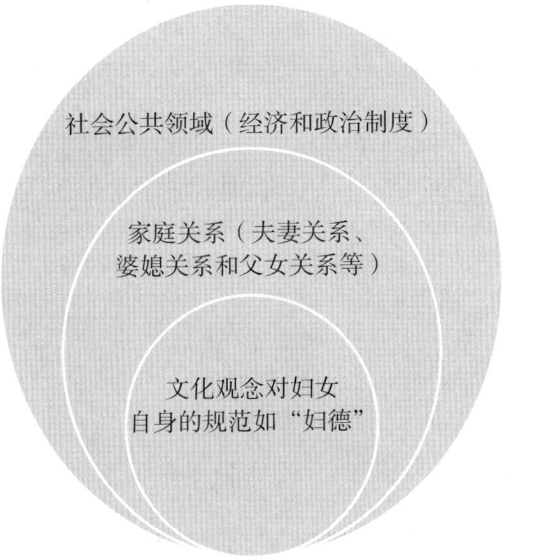

图 1　20 世纪 50 年代性别观念改造过程模型图

容易判断第二个层次的改造成效，但仅从认知层面而言，改造效果还是非常明显的。最核心的是文化观念层面，包括妇女个体自我的价值观念、态度和动机，以及他人对女性角色的评判。这是一个复杂的结构，也不容易改造。所以，越向外层，越易于改造；越向内层，越难以进行。当然，层次关系图只是较为清楚地说明性别观念改造的过程，但三者之间并不是相互脱离的，而是交织在一起的。

五、结语

中华人民共和国成立后，国家通过政治、经济和法律制度设计了新的性别观念。妇女在参加生产劳动的同时，在政治、经济、婚姻和教育等方面获得了应有的权利。同时，国家通过有组织、有计划的宣传，改变了广大民众的婚姻家庭观念，对传统性别观念的改造取得很大成效。此外，也激发了广大妇女极大的积极性和热情。正如有学者所言，中华人民共和国成立初期的“土地改革、参政选举、婚姻自由乃至妓院改造，如果没有广大妇女的觉醒、参与和斗争，男女平等性别关系的构建只能是一纸空谈。因此，妇女不仅仅是‘恩赐’的对象和被解放的客体，也是这场变革的主体力量。”[18]

尽管国家制度为妇女走出家庭、走向社会提供了保障，但妇女仍然遇到了性别角色冲突。它不仅与宏观的社会结构相关，更与传统文化赋予女性的“职责”密不可分。在这个过程中，性别观念改造如同剥“洋葱”一样。最外层是经济制度层面的性别改造，较容易进行，也能较快地看到成效；由表层到里层，越来越深入、复杂。它既与文化观念相关，也与个体成长过程中形成的自我评价、态度和价值观相关，还与他人的评价相关，是一个累积和叠加的结果。这部分也最不容易改造。这些体现出了性别改造与国家政治制度、传统父权制及妇女解放之间的多元复杂的关系。

参考文献

[1] 郭燕平．农村性别观念的现代性改造：以 20 世纪 50 年代陕西地区的流动放映为例．妇女研究论丛，2016（6）：28-41.

[2] 光梅红．20 世纪 50 年代“劳动光荣”话语的建构与中国妇女解放．妇女研究论丛，2014，122（2）：55-61.

[3] 马秀玉，徐燕英．新区怎样发动妇女参加生产．新中国妇女，1950，（7）：12.

[4] 北京市工矿企业贯彻婚姻法运动基本总结．北京市档案馆，101-1-412.

[5] 宣武区贯彻婚姻法运动工作报告（街道方面）．宣武区档案馆，11-1-7.

[6] 北京市贯彻婚姻法运动总结第二稿．北京市档案馆，1-6-753.

[7] 北京市贯彻婚姻法宣传工作计划．海淀区档案馆．1-105-107.

[8] 海淀区贯彻婚姻法工作总结．海淀区档案馆，1-105-23.

[9] 海淀区贯彻婚姻法工作进行情况简报．海淀区档案馆，1-105-23.

[10] 宣传贯彻婚姻法试点总结．宣武区档案馆，11-1-7.

[11] 海淀区贯彻婚姻法训练班工作汇报．海淀区档案馆，1-105-23.

[12] 北京市贯彻婚姻法运动委员会的向市委报告、请示．北京市档案馆，1-6-753.

[13] 关于宣武区贯彻婚姻法运动的总结．宣武区档案馆，11-1-7.

[14] 京西矿区妇联关于贯彻婚姻法运动月总结报告．门头沟区档案馆，26-1-22.

[15] 海淀区 1953 年工作总结．海淀区档案馆，8-101-2.

[16] 高小贤．银花赛：20 世纪 50 年代农村妇女的性别分工．社会学研究，2005，（4）：153-171，245.

[17] 法．勒庞著．乌合之众．冯克利译．大众心理研究．北京：中央编译出版社，2005：12-13.

[18] 肖扬．20 世纪 50 年代国家对性别文化和性别关系的改造与重构．山西师大学报，2013，40（6）：114-117.

抗战叙事与女性叙事:“贞贞”的形象建构及重构

李秉奎

抗日战争时期，遭受异族侵略的中国女性，除了像男性一样面临人身伤亡的危险外，还受到日军性暴力的威胁。日军战时对中国女性实施的性暴力与性犯罪，是学者在研究日本侵华史及中国抗日战争史时都难以绕开的重要议题。战后的日本政府对此长期采取否认和沉默的态度。直到学者金一勉和吉见义明等关于日军“慰安妇”制度研究的成果陆续出版，日本宫泽内阁官房长官河野洋平才被迫在 1992 年发表《关于慰安妇问题的政府见解》，承认日军政府与“慰安妇”有关联，并表示道歉和反省。在此背景下，中国学界的研究自然应该将重点放在批判日本政府的错误态度和揭露日军战时的性犯罪上 [1]。

日军在军事侵略波及的地区及占领地区实施的性暴力和“慰安妇”体制等，造成大量受害女性的出现。在既有的研究成果中，上述受害女性常被简化为控诉的证据，其意义仅在于控诉日本发动侵华战争的历史注脚。实际上，这些女性都有各自的生活轨迹。从日本侵华史的角度关注她们，不应忽略她们自身的苦痛经历及千差万别的生命历史，有必要将她们从客体化的边缘扶上主角的位置 [2]。丁玲的小说《我在霞村的时候》，讲述的是一位名为“贞贞”的年轻女性被日军强奸并掳走成为“慰安妇”的故事。贞贞从日军“慰安所”逃出后，作为情报人员又被游击队派回日本侵略军中。但是，贞贞被日军传染性病并回到霞村后，迎接她的却是歧视与嘲讽。这是该小说值得特别关注的地方。本文拟从丁玲的小说着手，试图分析遭受日军性侵害中国女性形象的塑造及流变，简单梳理此类女性形象的建构与重建，并以此就教于业内方家。

一

1941 年，丁玲在延安发表的小说《我在霞村的时候》是一部从性别角度观察日本侵华战争和中国抗日战争的文学作品。这部小说发表后，受到的评价有较大差别。无论评价是褒还是贬，人们都无法忽视该作品中“贞贞”形象的独特意义。

这部小说的情节并不复杂，所谓的“霞村”只是中国西北地区普普通通的一个山村。从丁玲参加西北战地服务团的经历、该小说的撰写时间及其中提到的“窑洞”、日军进扰等内容推断，“霞村”似应为山西省丘陵地区的某农村 [3]。作者刻意强调战前当地的平静与和谐：村里“有一个未被毁去的建筑得很美丽的天主教堂和一个小小的松林”。从松林望去，可以看到“靠山的几排整齐的窑洞和窑洞上的绿色的树林”。从文中提到的“台阶”“很大的教室”，可以看出该村小学堂的规模和校舍皆为可观。这里的教育水平或许应该比其他山村地区要高些。村民争先恐后地纷纷逃散，“谁也顾不到谁”。以上关于霞村与战争的描绘是为下文贞贞的出场做铺垫。

在日军入侵霞村前，贞贞正因婚姻之事而与她的父亲刘福生闹矛盾。刘福生希望她嫁给村里

李秉奎，北京大学医学人文学院。

米铺的小老板作“填房”。这个小老板快 30 岁了，要比尚不满 18 岁的贞贞大不少。但是，她的父亲看上了对方的“家道厚实”（这对于贫困农民来说十分重要）。刘福生考虑的角度是为贞贞的未来提供相对安稳的生活条件。而正与村里磨房小伙计夏大宝“打得火热”的贞贞对此极力反对，并且闹到要到教堂当“姑姑”（修女）的地步。以终身不嫁为代价，贞贞希望能从父亲手中夺得婚姻自主权。联系抗日根据地开展的男女平等、妇女解放和婚姻自主等内容的妇女运动，不难看出贞贞反抗父亲包办婚姻或许与当地的妇女解放运动有关。

就在贞贞到教堂找神父要做“姑姑”的时间，日本军队进村了。“就那一忽儿”，贞贞在教堂被日军强奸，“落在火坑了”。事后，贞贞又被日军掳走，成为了他们的“慰安妇”。在被掳走的初期，贞贞被迫向日军提供“性服务”，随着日军的侵略而四处奔走。后来，她又成为抗日游击队的情报人员，为此她甚至成为“日本官太太”并罹患性病。然而，贞贞舍身自为“慰安妇”的举动，难以得到乡村社会的同情，相反却被嘲笑“比破鞋还不如”[4]。丁玲这篇小说的重头戏，没有放在日军的侵略上，而是放在了村民对待贞贞的态度上。这是与许多作品相比不同的地方。

“慰安妇”及其受到的歧视、贞贞的牺牲及反抗是丁玲在这篇小说中强调的重点。可以说，这篇小说与其他同样背景的文学作品不同，它并没有继续重复“侵略引起反抗”的简单逻辑，而是以一个中国女性的遭遇为主题，讲述她遭到来自日军和村民的“合击”。这篇小说打破了单纯地以民族国家为本位的“抗战叙事”，并且试图将“性别叙事”纳入“抗战叙事”的主题中，向读者展示两者之间存在的矛盾与冲突。贞贞成为日军的“慰安妇”。在此身份的掩护下，她成为抗日游击队的情报人员。这一形象涉及的抗日与女性之间的张力，值得给予高度重视。

据丁玲陈述，这篇小说并非凭空杜撰，而是确有其人、确有其事。1979 年 8 月，丁玲提道：“这是我听当地一个做妇联工作的女同志告诉我的一件事，我并没有直接见到这个人……这种人，这样的事，在当时抗日前方的村子里是不少见的。”1980 年 6 月，丁玲在《谈自己的创作》中又一次提道：“有一个从前方回来的朋友，我们两个一道走路，边走边说。他说：‘我要走了。’我问他到哪里去，干什么？他说：‘我到医院里看两个女同志，其中有一个从日本人那儿回来，带来一身的病。她在前方表现很好，现在回到我们延安医院来治病。’”“一场战争啊，里面很多人牺牲了，她也受了许多她不应该受的磨难，在命运中是牺牲者，但是人们不知道她，不了解她，甚至还看不起她，因为她是被敌人糟蹋过的人，名声不好听啊。于是，我想了好久，觉得非写出来不可，就写了《我在霞村的时候》。”[5] 在这部小说中，日军的侵略在某种意义上只是作为历史背景出现的，日军的性暴力及性犯罪是塑造贞贞形象的必要条件，是造成贞贞“不贞”且沦为所谓“比破鞋还不如”的前提。丁玲塑造贞贞时并未简单地将关注点停留在日军对贞贞的强奸或强迫贞贞充当“慰安妇”的罪恶上，而是浓墨重彩地展示贞贞回村后受到的二次伤害。与日军侵略战争中的男性受难者不同，女性除受到来自生命和身体方面的威胁外，其“贞节”又成为暴露在男性入侵者面前的“易碎品”。日军的性暴力和性犯罪是造成受难女性失去“贞节”的关键原因，但是接受村民指责的却是这些女性受难者。作者将读者关注的眼光从“向外”的抗战叙事转为“向内”的女性叙事。贞贞取代了战场上殊死拼杀的兵士，成为同时受到内外两场“战争”的受难者。

二

1944 年 3 月，这篇小说经历了两年的沉寂，被收录在丁玲的短篇小说集《我在霞村的时候》，由胡风在大后方——桂林的远方书店出版。从当时的舆论攻守战来看，国民党在开罗会议后意识到“对外宣传，特别是在中共问题上一直处于被动局面”，决定于1944年2月底打响“共党宣传战”。国民政府对外宣布，同意中外记者西北参观团到延安采访，意在改善自身形象，稳固“已得的国际地位”。对于共产党方面而言，中外记者团到延安访问无疑是件大事，也是扩大对外政治影响力和积极开展对外宣传的良机[6]。丁玲的小说正逢此时在大后方出版，并很快被翻译成英文出版。这对国共双方宣传战上的进退不无影响[7]。

1944年12月，骆宾基在《抗战文艺》第9卷的第5、第6期（总第66、第67期）发表书评，对丁玲的这部小说集给予很高的评价。不过，骆宾基的评论文章虽然名为《大风暴中的人物——评丁玲〈我在霞村的时候〉》，但是他只字未提《我在霞村的时候》的这篇小说，而只是分析了《新的信念》和《夜》两篇。有研究者认为，骆宾基的书评“未能触及《我在霞村的时候》，而不触及此篇，是很难估价丁玲抗战期间的创作成就的”[8]。骆宾基与丁玲、冯雪峰都有较多交往，按常理推断，他应该不会忽略这篇小说，也应该不会忽略丁玲塑造的贞贞形象。1946年6月，这篇小说又被收入周扬编的《解放区短篇创作选》第一辑，由东北书店出版发行[9]。1949年，《解放区短篇创作选》又由华东、西北、苏南及中原等地的新华书店再版重印。周扬在“编者的话”中交代，这部集子的选录标准主要是“作品比较真实，”“比较生动地反映出抗日战争与农村改革，反映出工农兵的斗争与生活”[10]。

不过，丁玲这篇小说得到的并非只有肯定和颂扬。8月，生活在国统区的郭沫若公开对这部小说提出严厉批评。他指出，包括《我在霞村的时候》在内的《解放区短篇创作选》，“所写都是实人实事，但比任何传奇的作品实在是还要传奇”“丁玲是国内国外所熟悉的我国有数的名作家”，但是她创作的这部作品，与赵树理的《李有才板话》《小二黑结婚》及《解放区短篇创作选》中的其他作品相比，“在手法上无宁是有逊色的”。不仅如此，他还进一步指出，丁玲的创作“正好是一个标准尺度”“由此可以知道其他十一位作家是已经达到了怎样高的水准”。换句话说，在郭沫若看来，丁玲的这篇小说是《解放区短篇创作选》中最差的一篇。并且，正是《我在霞村的时候》的“逊色”，才显露出其他作品的高标准[11]。郭沫若知道贞贞的故事属于“实人实事”，却批评丁玲的创作“逊色”，其矛头所指是丁玲的创作与延安文艺座谈会上所倡导的文艺要为工农兵服务的方针不符。

此时，国共内战已经全面爆发，国民党全面开动宣传机器，拉开宣传战的大幕，一方面攻击共产党在抗战时期“游而不击”，另一方面又攻击解放区“破坏我民族伦理道德”。相应地，中国共产党展开针锋相对的反宣传斗争，主要是揭露国民党的虚伪面孔和各种丑恶行径。1946年，中共中央在发表的纪念“七七事变”九周年宣言时指出，抗日战争的历史意义在于“为了实现民族解放，消灭外国侵略，巩固远东和平，使我国不再做帝国主义的殖民地保护国和国际侵略战争的工具”。自日本投降以来，“抗日战争所没有解决的神圣任务仍然需要我们继续努力”[12]。此外，《人民日报》还发表文章，开门见山地指出：“一切爱国的人们，一切抗日战争中的英雄，一切孙中山的信徒，必须警惕起来，团结起来，击退外国帝国主义与中国反动派的联合进攻，为完成我国的独立与民主而奋斗，为实现我国的和平而奋斗！”全文重点在于号召全国同胞打败“中外反动派的反动企图”[13]。

郭沫若批评丁玲的创作“逊色”，是在上述背景下展开的。特别是，游击队派贞贞利用“慰安妇”身份潜入日军内部探听情报，很容易被国民党方面利用。另外，“霞村”村民对于贞贞的嘲讽和冷漠，这无疑与斯诺、爱泼斯坦、贝特兰和卡尔曼等人对解放区的描述有所不同。这容易成为国民党宣传机构的把柄，进而大肆攻击共产党领导下的解放区。

1955年，丁玲成为“丁陈反党集团”的主要成员之一。1957年，郭沫若再次严厉批评丁玲的这部小说及其塑造的贞贞。首先，他提及 1946 年对丁玲的批评“是说得相当客气的”，并且指出当时他的剑锋所指“其实倒不是‘手法’上的问题”。其次，他着重指出丁玲塑造的贞贞，“是同情对敌寇失了节、仍然抱着虚荣心的一个女子。”“同时又暴露了解放区的人民好像缺乏同情”。郭沫若所说的“失了节”，是指贞贞被日军强奸且沦为“慰安妇”的情节。很明显，贞贞作为一个年轻女性，面对日本侵略军的性侵犯和性暴力，很难进行有效的反抗。此外，如果承认丁玲的小说是“实人实事”，则所谓“解放区的人民”对贞贞“缺乏同情”，亦应是事实而非扭曲。但是，正是基于上述两点，郭沫若直斥“这作品是没有教育意义的”，并且指出“丁玲为什么要同情那样的人，而采取轻蔑人民的态度去写她”[14]。可以看出来，郭沫若对丁玲的批判基本是前后相袭的。

与郭沫若的评价有较大不同，同丁玲有亲密关系的冯雪峰对贞贞这一形象给予很高的赞誉。1947 年，冯雪峰指出，丁玲创作的贞贞形象，“原是一个并不深奥的”女性，其意义在于“在非常的革命的展开和非常事件的遭遇下”，贞贞具有“丰富和有光芒的伟大”女性魅力[15]。在民族抗战的大背景下，这种魅力并非来自对敌人的反抗和抗争，与此相反，贞贞甘愿舍身成为随军的“慰安妇”。在冯雪峰看来，这一女性形象的伟大在于面临世俗观念对“失节”女性再度伤害时的反叛和挣扎。可以很清楚地看到，冯雪峰对于贞贞的评价，并非仅仅是从民族抗战角度展开的。他对于贞贞手上戴着“鬼子送的”金戒指及“做了日本官太太”等情节视而不见，相反，却注意到她“在被破坏和损伤中展开她的像反射于沙漠上面似的那种光，清水似的清，刚刚被暴风刮过以后沙地似的那般广”。冯雪峰从贞贞身上注意到的是其反叛世俗贞节观念的不屈形象。冯雪峰与丁玲之间存在十分亲密的私人关系。冯雪峰逝世后，丁玲在回忆文章中曾提到，“我最纪念的是也频，最怀念的是雪峰”[16]。这种亲密关系对于冯雪峰上述评价的公正性或许会有影响。冯雪峰对这篇小说人物的关注，不是“贞贞”身为日军“慰安妇”的身份，而是其面对世俗道德对待日军性暴力受害者的勇敢态度。值得注意的是，日本文学评论家小田切秀雄同年发表的书评也是从这个角度关注到丁玲创作的贞贞形象。他指出，丁玲写出了被日本兵污辱的贞贞，“不屈于自身的命运，以自己的民族的底力，在作为人的崛起中迈出新的步伐”，贞贞“是从中共地区中开始成长起来的一种新人的类型”[17]。

1955 年 8 月至 9 月，中国作协召开党组扩大会，揭露批判所谓“丁玲、陈企霞反党小集团”。丁玲被错划为“反党集团”后，贞贞的形象进一步受到批判。1958 年 2 月，《人民日报》发表署名文章，贞贞的形象再次被批判为“一个被日本侵略者抢去作随营娼妓的女子”，却被丁玲“当作女神一般地加以美化”，这是其“极端个人主义思想”的表现，是和工人阶级、劳动群众的尖锐对立[18]。当然，贞贞被游击队派往日军内部打探情报的情节没有被提及。不久，《人民日报》再次发表文章，批判丁玲对贞贞的肯定，认为这一作品反映出她“看不起以至仇视劳动人民和干部的情绪”，并且提出，“为人民还是个人，集体第一还是个人第一，这就是我们和他们（指丁玲塑造的莎菲、陆萍、贞贞等人物——笔者注）立场态度上的基本分歧，也是资产阶级个人主义世界观和共产主义世界观的基本分歧”[19]。这篇文章没有提及贞贞应获得的同情和怜悯，而是站在“集体”和“人民”的立场，批判丁玲等人借文艺作品向党内发动“进攻”。

1958 年，武汉大学的刘绶松在《京郊集》中对贞贞的形象进行定位，称她是“一个穷乡僻壤里的小女子。当日寇进袭的时候，她遭受了奸淫，失了节，而且堕落成了日寇的营妓一类的人物”[20]。在 1959 年的出版物中，贞贞的形象进一步被丑化为“对日寇屈膝、失身于敌人，完全丧失了民族气节的少女”。作者对贞贞的遭遇不仅没有表示同情，相反称她是“卑鄙下流的人物”。此外，文中还夹杂大量批判丁玲反党的言论[21]。姚文元对丁玲创作的批判，首先指出贞贞“做了一年多日本随营妓女，受到了许多日本人的蹂躏，却没有激起她一点对日本人的仇恨”。其次，贞贞“事后叙述自己的遭遇时，”“没有羞耻的心情，没有那种不共戴天的仇恨，没有那种痛不欲生的感情，”“这是一个向敌人投降，完全丧失了任何羞耻心的资产阶级的‘姨太太’们的感情”[22]。

与上述批判不同，张光年在《文艺报》上发文指出，贞贞“是我们的同胞，是解放区的青年，这当然引起我们的愤怒和怜惜”。但是，与上述批判相同的是，该文笔锋一转，继而又批判贞贞“对解放区的人民呢，却怀着深刻的敌意，讨厌一切的人”，批判贞贞是“丧失了民族气节、背叛了祖国和人民的寡廉鲜耻的女人”[23]。上述批判具有相似的历史背景，总体而言都是以“革命”和“民族国家”的利益为上，而非出于对战争中受害女性的同情。丁玲成为右派后，被发配到北大荒，后又被打成反革命。《我在霞村的时候》等文艺作品成为丁玲“反党反人民”的罪证，这对人们评价贞贞的形象不能不产生影响。

三

1984年，丁玲获得平反后，她的文艺作品也开始获得“平反”。1986年1月，在丁玲重病入院接受治疗期间，骆宾基在《人民日报》上发表纪念胡风的文章。其中指出，胡风编辑的文学作品，以《我在霞村的时候》等为代表，“反映了属于解放区的人民在日寇骚扰下所遭受的苦难及反抗精神”[24]。此处的“人民”，当然不仅包括“霞村”的村民，更包括日军性暴力的受害者、不甘心忍受羞辱的贞贞。1986年3月4日，丁玲逝世。新华社发布的讣告中介绍了丁玲的代表作品，其中特别提到《我在霞村的时候》等作品“是解放区文学的重要收获”[25]。与此前受到的批判相比，这是对该小说的重新肯定。1993年，中国作协党组书记马烽在一篇纪念文章中提出，“丁玲是我国继鲁迅、郭沫若、茅盾之后的杰出的无产阶级革命作家”，并认为《我在霞村的时候》等作品，“在思想和艺术上都有许多新的开拓”。这基本上完成了对丁玲这部小说的评价与再评价。贞贞的形象，从“丧失了民族气节、背叛了祖国和人民的寡廉鲜耻的女人”转变为“人民”的队列中。

从研究方面来说，学者开始重新对《我在霞村的时候》进行分析，试图复原在民族战争中受到异族军人侵害者的形象。丁玲受到的不公正待遇得到平反，人民文学出版社把《我在霞村的时候》收入新版的《丁玲短篇小说选》。1980年4月，夏达康提出，“掸掉了蒙在作品上的那一层厚厚的、讨厌的灰尘，我们终于有可能通过民主讨论，对《我在霞村的时候》作出事实求是的评价”。他直截了当地指出，“贞贞不是叛徒”，而且“作者并没有把贞贞写成英雄”[26]。这是从“拨乱反正”角度提出的，是针对以前对贞贞形象批判的纠正。1982年，王中忱、尚侠在其专著中指出，“从霞村落后人们对贞贞的冷漠、鄙视、幸灾乐祸，不禁使人更容易唤起对于这位不幸女性的同情”。他们从战时处于弱势地位女性生命史的角度出发，重新找回贞贞不惧日军与村民的双重伤害（虽然两者不应并提），敢于追求新生活、追求自身价值的实现。值得注意的是，他们在著作中特别提到，“我们可以得出这样的结论：冯雪峰当年对贞贞形象的分析，是准确的”[27]。1987年，研究者进一步评价贞贞，认为她“是个在民族革命斗争中最艰苦的年代里觉醒过来的农村女性”，是“在绝望的困境中，找到新的生命”的女性。这一形象，“为那些深深陷入绝望境地的人们，开拓了一条通往光明之路”[28]。这是站在与受害女性同情、同感的角度上提出的，重点是对女性生命和命运的关注。这意味着对贞贞的评价开始出现“U”形变化，“慰安妇”受到的负面评价开始松动。

尽管如此，在中日建交前，中国大陆的出版物很少提及这些被认为屈辱的内容，很少提及中国女性充当“慰安妇”的历史事实。1962年，一本介绍朝鲜国内“反美救国斗争”的小册子中，只是强调驻南朝鲜美军强迫当地女性充当“慰安妇”，强调这些女性受到美国“侵略者的强迫”[29]。1972年，中日两国建交。1975年，在抗日战争胜利30周年之际，《人民日报》发表了纪念文章。文章不仅强调中国的抗战胜利对世界人民反殖、反帝、反霸斗争的意义，同时还强调“日本人民同亚洲各国人民一样，曾经身受日本法西斯推行霸权主义的祸害”。其中基本没有提及中国在日本侵略战争中受到的侵害，没有提及中华民族遭受的磨难，更没有提及中国女性受到的性侵害[30]。

1982年，日本发生了所谓的“历史教科书事件”。日本政府对历史教科书的审定采取“不进行政治干预的方针”，关于日本侵华战争和中国抗日战争的历史真相受到歪曲。此后，关于中国抗日战争史和日本侵华战争史的研究开始产生变化。

1984年，日本太平洋战争研究会副代表森山康平在著作《南京大屠杀与三光作战》中提及日军从日本国内带来的“慰安妇”，并未提到中国女性充当“慰安妇”的现象。译者在翻译过程中特别对“慰安妇”一词添加注释，称这是“当时日本随军妓女的一种”[31]。或许译者认为，普通读者对于“慰安妇”并不熟悉。1987年，日本侵华宪兵土屋芳雄的回忆录被翻译出版，其中有不少篇幅提及“慰安妇”的问题。据他回忆称，日军在华推行的“慰安妇”体制始于1937年11月。随日军行动的“慰安妇”多达十几万人，其中80%是从朝鲜农村强迫招来的未婚女性[32]。这本书的出版，对中国受到性侵害的女性来说具有别样意义。

20世纪90年代以来，中国女性充当“慰安妇”的史实逐渐受到关注。1992年，山西盂县曾被侵华日军强迫充当“慰安妇”的万爱花，远赴日本东京出席联合国人权委员会“战争受害女性国际听证会”。她成为公开承认受到日军性侵犯并向侵华日军提出控诉的第一人。尽管如此，此时中国学术圈内外的人们多数仍不清楚日军的“慰安妇”制度。正是在1992年这一年，后来长期研究“慰安妇”问题的苏智良教授称，他在访问日本时被问及“慰安妇”相关问题，他称“作为一位史学研究者也很惭愧，竟然不知道现代史上这黑暗的一页”，同时他也不知道上海是战时日本“慰安妇”制度的发源地[33]。6年后，苏智良与陈丽菲合作的《侵华日军慰安妇制度略论》发表。其中的核心观点认为，中国是日本法西斯“慰安妇”制度的最大实施地，是日军设立“慰安所”最多的占领地，中国的“慰安妇”人数最多，遭遇最惨[34]。与国内此前避而不谈或闪烁其词的态度相比，他们的研究重点在于强调中国作为日本侵略受害国的地位，在于谴责“教科书问题”发生以来日本国内忽视或否认日军性侵害的错误倾向，只是他们的研究并未过多涉及“慰安妇”在战后受到的歧视、排斥和精神伤害等内容。

万爱花出席“战争受害女性国际听证会”，第一次向全世界讲述自己遭受日军性暴力的事实，这使得日本学界对中国“慰安妇”问题开始重视起来。1996年，日本“从性暴力视角看到的日中战争的历史性格研究会”开始对山西省盂县受日军性暴力的女性进行口述史调查。他们发现，当年遭受日军强奸的受害者几乎都有与贞贞相似的经历，并且几乎都不同程度地受到周边舆论的“精神伤害”。石田米子作为主编之一，还特别指出“慰安妇”群体受到二次伤害的可能因素，应该与民族国家叙事涉及的抗日合法性、回避集体受辱等有关[35]。

与其他研究略有不同，该项研究通过受害者口述来揭示日军的性暴力，不仅牵涉民族国家叙事的视角，同时也牵涉性别叙事的视角。这也提示研究注意，关于抗日战争史研究的“侵略引起反抗”的叙事框架，明显难以容纳类似的性别议题。这两种叙事之间的矛盾与冲突如何调适，遭受日军性暴力的女性形象在战后是如何建构及重构的？这些似乎是研究者言之未详、言之未尽的议题。有的研究者较早就注意到《我在霞村的时候》中展示的“民族叙事”与“性别叙事”间的张力。正如董炳月和江上幸子的研究结论所述，小说中的“女性问题超越了国家、民族问题”“性别的悲剧在小说中被用超国家、超民族这种极端的形式表现出来”。丁玲塑造的贞贞形象具有多层次性。她既受到日军暴行的直接伤害，同时也因为“间谍”身份而受到精神方面的间接伤害。只是，学术界对于后者尚缺乏深入探讨[36]。

四

中国抗日战争的历史叙事，主线多数是以民族、国家、政党和军队等为本位展开的。具体而论，在20世纪70年代以前，中国大陆出版的抗战史著作往往是以“军民团结打敌人”为主题，强调的是在中国共产党的领导下最终取得抗日战争胜利的历史必然性。20世纪80年代以来，国民党正面战场受到重视，抗日战争与中华民族复兴的关系受到重视。与此同时，鉴于日本国内出现了所谓的“历史教科书问题”，中国学者更加致力于日本侵华战争史的研究，核心在于强调中国抗日战争的正义性及日本侵华战争的罪恶。不可否认，以上述主线开展的研究，都是应该继续给予高度重视并值得继续投入精力的领域。

然而，与民族国家叙事相比，从女性角度讲述的战争有很大不同。丁玲的小说《我在霞村的时候》不是以讲述民族国家的对外反抗为主线，而是以女性受害者的战争体验及其对底层道德的反抗为主线。在抗日具有合法性的民族国家叙事中，“受辱的贞贞”是以集体荣誉受损为前提，这与抗战取得最后胜利的结果并不一致。而“抗日的贞贞”又以“受辱的贞贞”为前提，这种身份的错位与混乱，都对民族国家叙事构成威胁。战后多年间，拒绝承认或有意回避“慰安妇”的独立人格、反抗精神，是以战时受难群体畏惧成为“受害者”心理为前提的，是以民族国家叙事遭受羞辱为背景的。20世纪90年代以来的研究部分强调“慰安妇”受害个体的苦难，叙事主线却仍然延续“侵略引起反抗”二元分立的民族国家叙事。只有在部分口述中，受到日军性暴力侵害的女性才以自身的性别角色重新完成自我形象的塑造。这多少可以看作是向丁玲小说塑造贞贞形象本意的回归。

参考文献

[1] 国防大学战略研究所．国际战略形势分析：2006—2007. 北京：时事出版社，2007：196.
[2] 金一虹．南京大屠杀中的性暴力及性别分析．妇女研究论丛，2008，88（1）：40.
[3] 王增如，李向东．丁玲年谱长编．天津：天津人民出版社，2005：129-139.
[4] 丁玲．我在霞村的时候．中国文化，1941，3（1）：24-31.
[5] 丁玲．答《开卷》记者问．// 张炯．丁玲全集．第8卷．石家庄：河北人民出版社，2001：9.
[6] 吴志娟．一九四四年中外记者西北参观团与国共舆论宣传战．中共党史研究，2016，（5）：24-25.
[7] 熊鹰．反法西斯战争中的“隐蔽力量”：以丁玲《我在霞村的时候》及其翻译为例．文学评论，2015，（5）：44-52.
[8] 袁良骏．丁玲研究五十年．天津：天津教育出版社，1990：74-75.
[9] 甘振虎，刘莲珍，阮文兵，等．中国现代文学总书目（小说卷）．北京：知识产权出版社，2010：276.
[10] 周扬．编者的话．// 周扬．解放区短篇创作选．地点不详：华东新华书店，1949：1.
[11] 郭沫若．《板话》及其他．// 黄修已．赵树理研究资料．北京：知识产权出版社，2009：154-155.
[12] 中国共产党中央委员会为“七七”九周年纪念宣言．人民日报，1946-7-7（1）.
[13] 纪念“七七”．人民日报，1946-7-7（1）.

[14] 郭沫若．努力把自己改造成为无产阶级的文化工人．人民日报，1957-9-28（3）．
[15] 冯雪峰．从《梦珂》到《夜》——《丁玲文集》后记．//冯雪峰论文集，中卷．北京：人民文学出版社，1981：158-159.
[16] 丁玲．悼雪峰．//包子衍，袁绍发编．回忆雪峰．北京：中国文史出版社，2015：48.
[17] 小林二男．丁玲在日本．//孙瑞珍，王中忱．丁玲研究在国外．长沙：湖南人民出版社，1985：367.
[18] 周扬．文艺战线上的一场大辩论．人民日报，1958-2-28（2）．
[19] 邵荃麟．扫清道路，奋勇前进——“文艺战线上的一场大辩论”读后．人民日报，1958-3-24（7）．
[20] 评丁玲的“我在霞村的时候”．//刘绶松．京郊集．武汉：长江文艺出版社，1958：49.
[21] 批判“我在霞村的时候”．//何家槐．海滨集．北京：作家出版社，1959：74-84.
[22] 姚文元．论文学上的修正主义思潮．上海：新文艺出版社，1958：331.
[23] 张光年．文艺辩论集．北京：作家出版社，1958：132-139.
[24] 骆宾基．怀念胡风先生．人民日报，1986-1-15（8）．
[24] 丁玲同志生平．人民日报，1986-3-16（3）．
[26] 夏康达．重评《我在霞村的时候》．文艺论丛，第12辑．上海：上海文艺出版社，1981：157-167.
[27] 王中忱，尚侠．丁玲生活与文学的道路．长春：吉林人民出版社，1982：128-133.
[28] 莎菲，贞贞，陆萍，等．追求灵肉一致的爱情，探索人类生命的真谛．//陆文彩．中国现代文学女性形象初探．沈阳：辽宁大学出版社，1987：115-128.
[29] 世界知识出版社．支持朝鲜人民反美救国斗争．北京：世界知识出版社，1962：14.
[30] 纪念抗日战争胜利三十周年．人民日报，1975-9-3（1）．
[31] 森山康平著．南京大屠杀与三光作战：记取历史教训．天津市政协编译委员会译．成都：四川教育出版社，1984：53.
[32] 长冈纯夫著．我的忏悔：宪兵少尉土屋芳雄的个人史．金源译．北京：群众出版社，1987：51.
[33] 赵兰英．苏智良与中国慰安妇研究．瞭望新闻周刊，1999，(34)：51.
[34] 苏智良，陈丽菲．侵华日军慰安妇制度略论，历史研究，1998，(4)：89-104.
[35] 石田米子，内田知行著．发生在黄土村庄里的日军性暴力：大娘们的战争尚未结束．赵金贵译．北京：社会科学文献出版社，2008：177-196.
[36] 江上幸子．日军妇女暴行和战时中国妇女杂志．社会科学论坛，1999，(7-8)：19-25.

抗日战争时期中国妇女禁毒工作初探*

陈宇晗　王　玥

一、抗战时期妇女参与禁毒工作的背景

1."中华民国"成立后妇女运动的开展

近代以来，中国妇女运动蓬勃发展，广大妇女积极参加社会活动，在思想上和实践上都得到了一定程度的解放。"中华民国"成立后，在妇女界掀起了反抗封建束缚、参政议政、接受教育和自谋职业的风潮。妇女们还自发结成了若干组织开展活动**。"五四"之后，随着社会运动的浪潮迭起，妇女运动进一步发展。但是近代以来到"五四"期间的妇女运动大多只在城市上层知识妇女中产生影响，对农村妇女则影响甚微[1]。在中国共产党建立农村根据地后，妇女解放被党确认为根据地民主政权的重要任务，农村妇女也开始走上解放之路。

到抗日战争时期，中国人民与日本帝国主义侵略者之间的民族矛盾超越了国内阶级之间的矛盾，成为中国社会的主要矛盾。在民族利益的催化下，妇女运动的目标由主要追求"自主独立、男女平等"的"女性个人觉醒"上升到内涵更为丰富的"民族觉醒"。这种"民族觉醒"不仅包括了此前的"女性个人觉醒"，还包括了追求家国独立、复兴的民族精神，在妇女中更具有号召力。换句话说，在抗战前的一段时期中，妇女主要为自身解放争取权利而斗争。但在抗战爆发后，妇女将自身解放融入民族解放，更加积极地投身到有利抗战、有利民族独立的实际工作中去。由是观之，在抗日战争时期，在参与反帝反封建运动的过程中，妇女带着争取女性权利的愿望，将妇女运动与反帝反封建运动结合起来，同时进行，成为反封建、反侵略的民族解放事业的重要力量。

"九一八事变"后，进步的知识女性就积极行动起来，反对日本帝国主义。她们组织各界妇女参加抗日救亡运动，主要进行了抵制日货、组织游行、创立报刊、电请国际妇女组织主持公道和筹款安抚抗日烈士家属等活动。全面抗战开始后，国民党政府和共产党领导的根据地政府都对妇女工作给予了相当的重视。1937 年 9 月，中共中央发布了《妇女工作大纲》，各根据地先后成立妇女组织——"妇救会"，派遣女知识分子组成工作队深入农村进行宣传教育工作，表彰妇女

陈宇晗，北京大学医学人文学院硕士研究生。王玥，北京大学医学人文学院教授，通讯作者。

* 本文所指的烟、毒为当时中国社会上流行的鸦片和吗啡等毒品。

** "中华民国"成立之后，妇女运动主要是成立了预备参政之组织，有中华女子竞选会和女子参政同盟会等；成立了互帮互助组织，有神州女界共和协济社和中华爱国妇女会等；成立了教育相关机构，如女子法政学堂，发行了《神州女报》等；还组织了一些救国运动组织，数量较少，而且活动形式也非常单一，多是号召捐款，如国民捐助劝导会等。但五四运动以后，社团机构数量陡然增多，不仅参与的城市拓展到了湖南、四川、江西、山东和河北等地，社团的运动组织范围不再单一，社团之间形成女界联合会，共同领导妇女运动（谈社英．中国妇女运动通史．妇女共鸣社，1936）。

劳动模范，提高妇女的社会地位，并从法令上解除了封建礼教，特别是缠足和包办婚姻对妇女的迫害[2,3]。各基层妇女组织在上述文件的指导下，发挥妇女自身的能动性，自上而下、自下而上双向推动了妇女的解放。

国民党于1936年11月通过新生活运动促进委员会拟定了《各地妇女新运工作会进行步骤及组织大纲》这一指导文件。虽然文件指出需要通过了解各阶层妇女的生活问题以及需要有针对性地开展工作，但其工作的重心仍是围绕新生活运动展开。直到1938年5月，蒋介石夫人宋美龄以个人名义邀请了各党派各地区的妇女领袖在庐山召开谈话会，改组了新生活运动妇女指导委员会，通过了《动员妇女参加抗战建国工作大纲》。由此国统区的妇女运动才终于独自确立下来。但这个委员会的组织形式仍然是自上而下"布置任务式"的，导致活动形式单一，止于多次的"献金"活动和捐"寒衣"活动，没有发挥妇女的主观能动性，没能激发妇女的潜在力量。

2．妇女在日本对华毒化政策中所受的迫害

毒化政策是日本帝国主义侵略者为控制东亚地区实行的一项有组织并且系统推进的国策，早在第一次世界大战时期就开始疯狂地推行。1916年11月21日，日本政府外务、司法两部门立案，决定在关东州实行鸦片专卖制[4]。1917年中英《停运印土条约》到期，印英鸦片停止入华，而日本取代英国，成为向中国输入鸦片的贼首。1931年7月31日，各国在日内瓦签订了《限制制造及管制分配麻醉药品公约》。日本虽然在公约上签字，却仍然在中国推行毒化政策，甚至还加大了输毒力度。

抗战时期，日本对华的毒化政策是导致中国各地烟毒泛滥的罪魁祸首。日本政府对日本国内施行严格的法令，绝对禁止鸦片的贩运和吸食，却在关东大连等地"对华人实行了无限制的滥卖制，华人吸食鸦片可以绝对自由"[5]。"九一八事变"后，被日本占领的地区更是坠入烟毒的深渊。

东北地区是日本向中国输毒的重要基地。伪满洲国于1932年颁布了《暂行鸦片收买法》《鸦片法》和《鸦片法施行令》[6]。日本政府假借"指导"中国禁毒之名，在势力范围内推行鸦片专卖制度，对鸦片的种、制、运、售等各环节进行了严密的控制。东北的专卖工厂除了雇佣各车间成员外，还雇佣了几百名女工，负责生产制造鸦片，对妇女的身心健康造成了极大伤害[7]。1931年全东北包括热河和边境地区，据估计已生产鸦片56万多公斤[8]。1933年，伪满洲国登记在册的烟民共计56 804人，到1937年已经增至811 005人[9]，五年间年均增长率高达94%，几乎是每年翻一番。日本不仅豢养烟妓以扩大鸦片买卖，还利用妓院作为情报据点，用鸦片控制妓女。在那一时期的文学作品中，鸦片不仅是社会问题和性别问题，还是黑暗社会的代名词，是导致妇女悲剧的重要因素[10]。

华北、江浙和其他地区也相继遭到毒品的祸患。日本政府先是在日租界内为从事毒品生意的日本药商、医生和浪人等提供保护。占领这些地区后，日本废除了南京国民政府的各项禁烟禁毒政策，放肆地推行鸦片侵略。在1937年5月24日召开的国联鸦片毒品委员会第22届会议上，埃及代表罗素指证天津日租界已成为世界性的海洛因中心，有超过1000家海洛因"洋行"和不少于200家的海洛因工厂[11]。

在如此的毒物弥漫之下，中国妇女深受罪恶的毒化政策的迫害。吸毒导致的妇女失足事件屡见报端。在山西大同，有一个名叫古秀珍的才智双全、貌美出众的女子，因为抽大烟导致街头乞讨并沦为妓女，最后惨死街头[7]。罗素在会议中也曾经揭露过毒品导致的妇女失足。"毒品店和妓院相邻，年轻女孩因为海洛因毒瘾发作，不得不进行邪恶的表演，甚至小至两三岁的孩子也染上了毒瘾”[11]。

日军占领北平后，烟馆妓院成为其重要的海洛因销售渠道。“女招待”成为鸦片售卖人。虽然烟馆妓院里的姑娘并不都是烟花女，有些女堂倌只负责给客人挑烟泡，通过聊天鼓动客人多消费[12]，但因为中国传统是讲男女授受不亲的，如此密切接触，还是处在属于荒淫场所的烟馆妓院内，这些行为足以被认定为是伤风败俗的[13]。这些女子经常被描述成举止轻浮之人，风评极差。

为了扩大毒品市场，商贩骑脚踏车到北平胡同里进行推销。这些商贩利用妇女对隐私“难以启齿”的心理，假称毒丸可治妇女病，通过欺骗无知的妇女来谋取利润[11]。这种毫无道德的贩卖导致很多不吸烟的妇女染上毒瘾。

有些妇女虽然自己没染上毒瘾，但因为家人吸毒，也要承受毒品的间接危害。为了筹集烟资，吸毒成性的人就算倾家荡产也在所不惜。他们东挪西补，变卖家私，继而卖房卖地，最后卖妻鬻女[14]。很多妇女甚至就被她的丈夫或者父亲当作“物品”用来换取毒品。在山西，有的吸毒人员为了那一丁点的毒品，就将自己的妻子送到“媒人洞”。所谓“媒人洞”，实则就是人贩窟。进入“媒人洞”的妇女受到欺凌和糟蹋。有的变成妓女，有的成为奴隶，许多妇女最终含恨死去[15]。在一个叫邵文村的村子，全村 169 人中竟有 33 个吸毒者。有三家大户因吸毒彻底垮掉，12 户废败，9 个青年媳妇和 4 个儿女被卖掉[16]。

有些妇女侥幸没有被买卖，但是生活仍然凄苦。在通江召开的共产党妇女大会上，她们纷纷讲述以往自己因毒品而经受的苦难。有的说她仅有一个可爱的儿子，因为丈夫无钱购烟，竟将儿子出卖了。有的说她仅有一条长裤，竟被她的丈夫拿去换鸦片烟吸，使她很久的时间无法出门。有的说她家因为吸鸦片欠了债不能还，欠了税无法缴，又打不起官司，结果把田地典卖光了，丈夫和儿子抛下家人，逃亡到陕甘去了，至今也没有下落[17]。

由此可见，在抗日战争期间，毒品对中国妇女危害的范围之广、程度之深。在这种情况下，各地妇女坚强地站了出来，积极参与禁毒工作，取得了丰硕的成果。

二、妇女禁毒工作的开展

1．国民政府所辖区域的妇女禁毒工作

1935 年初开始的“两年禁毒、六年禁烟”运动，表明了国民政府对禁绝烟毒的坚决态度。在此前后，国民政府开展的妇女禁毒工作主要围绕着“使妇女科学戒毒”展开。

在抗日战争期间，宋美龄等上层社会妇女倡导并主办了多所妇女戒烟院。1934 年 10 月，宋美龄与陕西贫民戒烟院院长杨叔吉*商谈成立女戒烟院事宜[18]。在此后与蒋介石游历西北时，宋美龄又提出发动妇女拒毒运动。她与邵力子**夫人傅学文等人于 1934 年 12 月 1 日在西安正式成立妇女戒烟院[19]。开设次日，戒烟院便开始收容贫苦的无法自行戒毒的妇女[20]。虽然因为经费有限，戒烟院只能采取“两瓶制度”***和道德劝化的方法，但是在半年内就有 80 名妇女自愿成功戒毒，并且只有两三人复吸[21]。这所妇女戒烟院的成立对于西安贫苦妇女的戒毒有着一定的

* 杨叔吉 (1884—1966)，时任十八陆军医院院长、省防疫处处长。

** 邵力子（1882—1967），时任陕西省主席。

*** 两瓶制度：一瓶盛清水，一瓶盛鸦片混合物，混合物浓度根据烟瘾程度改变。戒烟者将清水混入鸦片混合物中喝下。在戒烟过程中，鸦片混合物浓度逐渐减少，直到全是清水。

推动作用。

1935年3月21日，宋美龄在重庆召集各界领袖及西方女传教士开会，继续筹设重庆妇女戒烟所[22]。戒烟所的经费来源不多，主要有宋美龄的捐款五千元，妇女界难民救济会的拨款五千元，和此后筹集的一万元善款。刘湘*夫人周书在该戒烟所担任董事长，罗紫环和席次钦担任董事，陈愫君担任常务董事[23]。戒烟所于4月10日正式成立，是四川第一个妇女戒烟所。该戒烟所的成立推动了戒毒药品免费发放的进程。西安和重庆这两所妇女戒烟所普及了妇女戒毒，推动各地相继成立妇女戒烟院，还有许多医院和专门戒烟院成立了妇女戒烟科，开始男女兼收[24]。

在民间，医师积极响应政府禁毒政策，自发成立妇女戒烟专科。报纸上经常刊登“妇女戒烟很便利”[25]这类的广告，也有不少成功案例。1937年5月1日的《新闻报》记载，有一位顾选才医师发明了戒毒的“递减新法”，同时“为适应政府禁毒政策，特设妇女戒烟专科”。该戒烟专科收费低廉，并且不收贫民的费用[26]。在缺医少药的年代，很多妇女吸毒是为了缓解身体的病痛。在戒毒的同时兼顾其他身体病症的治疗，不仅能尽快地解决毒瘾，同时还能使身体恢复健康。有报道说有一位妇女肢麻骨痛，积极戒毒多次不能，但是在服用了骨痛片和生殖素辅助戒毒之后，只用月余就戒毒成功[27]。还有的妇女毒瘾极大，导致久婚不育。在戒除毒瘾的同时，通过“疗带灵”治愈了妇科疾病，最终成功怀孕[28]。此外，妇女戒毒还与对月经不调和花柳病等的治疗一同进行。这种将戒毒与其他病症一起进行治疗的措施，极大地提高了妇女的戒毒意识和主动采取措施戒毒的行动力。

在报纸杂志上也屡见禁毒宣传。国民政府通过报纸杂志进行拒毒宣传，还树立了一些戒毒模范，妇女在拒毒运动中也成为典型之一。在潼关进行拒毒宣传时，青楼妓女们深感应尽国民义务，主动召集两百余人进行游街宣传。这些妇女通过歌声来传递拒毒戒烟，在场无人不动容[29]。

除了对于政府禁毒举措的报道外，大众报刊还对“鸦片为治病之万能”[30]这一错误观点进行了辟谣。通过告知民众，特别是思想保守的妇女，身患疾病要及时就医，吸食鸦片虽然能暂时缓解痛苦，但成瘾后的危害更加巨大，提高了民众的戒毒意识。妇女戒毒成功的案例和戒烟专科的广告不约而同地将戒毒描述成女子身体恢复健康、容貌重归美丽的途径。通过妇女追求健康和貌美的心理，对禁毒运动进行宣传。在报纸的边角，戒毒方法和助眠妙方、净白衣物小妙招等一同出现在生活小常识栏目里[31]。这是一种潜移默化地普及戒毒观念的宣传形式。还有一部分报刊在进行妇女禁毒宣传时，将烟毒与妇女不能生育结合起来，还出现了“欲求强国，必先强种，强种之途，妇女怀孕”[32]这样的言论。这种宣传手段在当时“传宗接代”观念仍是社会主流的社会背景下，对禁毒观念的普及起到了助推作用。

2．共产党所辖区域的妇女禁毒工作

共产党领导的妇女禁毒工作是在充分发挥人民群众力量的氛围中进行的。妇女在打击毒品生产链条的“种、运、售、吸”各个环节都充分发挥了作用。

1933年，红军在全苏区发起戒毒运动。不断的宣传和接二连三的禁毒会议起初并没有获得太大成效，不但参与的人数少，而且参与者也不积极。在这种情况下，是妇女首先对禁毒表现出了“出人意料的热忱”[17]。最初是在一次妇女大会上，通过互诉痛苦，她们对烟毒深恶痛绝，“发誓彻底拥护戒烟”。妇女在此后的禁毒运动中展现出的坚决立场和重要作用，使她们逐渐成为禁毒的骨干力量。在总政治部指导和妇女部的领导下，各地普遍召开了妇女戒烟大会，以推进禁毒工作。在通江县举行的某次妇女戒毒大会上，竟有5000多名妇女参加，“其中有些是从很远的乡

* 刘湘（1888—1938），时任四川省政府主席。

村赶来的”[17]。

在陕甘宁边区，化妆宣传和群众大会等禁毒宣传活动广泛地开展起来。在参与宣传的工会、贫农团、赤卫军、少先队和儿童团等人民组织中，妇女协会“得力最大”[32]。然而，妇女的作用不仅体现在参加戒毒大会、奔走相告进行戒毒宣传上，更体现在她们对身边人的劝诫和引导上。她们劝告“自己的丈夫、父母不要吃烟，不种烟，不卖烟”，并且自发组织起来“对吃烟的父母、丈夫进行监督”[33]。通江县城戒烟所成了地方上“最庞大的机构”，第一期大约有三百人参加，第二期就增加至千人。他们中很多人是“由他们的母亲或妻子送来的”[17]。在边区，通过人民群众的讨论和“妻劝其夫，兄勉其弟，父诫其子”的规劝，很多吸烟的人自动前往报名。

妇女生活经验丰富，观察细致，在禁止烟膏流通和查缉走私的行动中也立下了功劳。在陕甘宁边区严查私贩烟土毒贩的过程中，一个河南籍的奸商乔装打扮成磨剪刀的手艺人，试图通过这样的办法把烟膏由宁夏河西的产烟区运送进边区。他把安放磨刀石的板凳中间凿空，把煮好的烟膏倾注其中，凝结成块后偷偷贩卖。这种充满技巧、不易被发现的伪装仍然“被一位热心参加禁烟的妇女同志发掘出来”[32]。

在禁毒政策方面，共产党也拟定了详细的戒烟条例，男女一视同仁，“壮年的必须戒绝，五十岁以上或患有疾病的可以暂缓，担任公职的男女必须以身作则，彻底戒绝”[17]。为了更好地进行群众动员，还制定了表彰政策，“能劝服丈夫戒烟的”婆姨会被评为模范婆姨。“如果丈夫顽固，乡村政府可允许在其丈夫未戒绝大烟时期，婆姨有管理其家经济的全权”[34]。这样一来，更加激发了群众的戒毒动力。

三、对妇女参与禁毒工作的评价

1．妇女参与禁毒工作的范围与成效

抗战时期的妇女运动发展为救国救民的民族民主运动，抵御日本的毒品侵害成为其中重要的组成部分。在禁毒工作中，不论哪一派妇女，她们的态度始终都是积极的，饱受毒品迫害的广大妇女是抵御毒品的一支中坚力量。

共产党在根据地发动了广大劳动妇女直接参与禁毒工作，宣传深入到乡村。不少来自很远农村的妇女主动到县城参加禁毒大会。这种动力来自她们直接受到的烟毒祸害。她们除了急需要一个地方倾诉苦难外，更重要的是需要一个彻底的解决办法，摆脱被烟毒危害的局面。在政府广泛的动员下，妇女们行动起来，为彻底摆脱毒害积极投身到禁毒斗争中来。除了由于自身和家庭深受其害，有强烈的禁毒愿望外，根据地妇女积极参与禁毒运动主要得益于政府强大而深入的宣传动员，以及相应的政策鼓励。

在1934年国民政府禁烟委员会出版的《全国各省市县戒烟医院一览》中，没有一家医院是针对妇女设立的[35]。此后国民政府虽然在“两年禁毒、六年禁烟”运动中对禁毒活动制定了详细的流程，出台了禁毒政策和法令，但是仍然没有专门针对妇女禁毒工作进行指示，因此，参与禁毒的妇女主要是上层精英女性。宋美龄在重庆组织妇女戒烟疗养院时，发起人有23人，皆是高官夫人或知识女性*。同时，这些女性还身兼数职。作为戒烟院主要发起人的宋美龄，还兼任

* 参与发起的23人为：宋美龄、刘周书、席次钦、唐紫环、麦花丽、陈愫君、何无瑕、黄振荘、文师母、周凌云、朗生玉、刘海鹏、王祖祥、连蒲君、冷师母、罗师母、张琼瑛、陈孟瓊，池映霞、戴教士、熊觉梦、李兰君、张锦雯。[指导长所首创之妇女戒烟疗养院一瞥．妇女新生活月刊，1936（2）：28-29]

新生活运动促进总会妇女指导委员会指导长、中国航空委员会秘书长，而且她于1935年的大部分时间用来与美国开展外交活动，商谈进口飞机等事宜。

妇女参与进行的禁毒工作在一定程度上减少了对鸦片等毒品的需求，对抵御日本的毒化政策起到了一定的积极作用。宋美龄在西安成立的戒毒所，半年成功地使80名妇女戒绝，仅两三人反复。红军在通、南、巴一带召开的妇女大会就有5000多人参加，一年内该地区不吸毒的人占70%，正在戒断中的有20%，仍吸毒的老弱只有10%[33]。

共产党和国民党在妇女禁毒工作上取得的成效在禁绝人员数量、效果和活动影响范围等多方面有着明显的差异，并在两方妇女禁毒的实际工作中有迹可循。

2．共产党和国民党开展妇女禁毒工作的特点和差异

第一，从重视程度和政策上看，中国共产党相当重视妇女的作用。除了给妇女普及禁毒的常识和方法之外，还通过具体的政策给了她们极大的话语权，比如劝丈夫戒毒可以被评为模范婆姨；如果丈夫顽固不化，可以掌管家中的经济大权等。禁毒工作与妇女权利的提高和妇女解放结合起来，使妇女能够得到独立，她们的家庭和社会地位都得到了极大提升。在这种情况下，长期以来受到压迫的妇女自然会站起来，显示出坚定的禁毒立场，为共产党领导的禁毒工作做出实打实的贡献。国民政府对妇女的禁毒工作并未出台相关的文件，在禁毒条文中也未见“发挥妇女作用”等字样。官方对妇女禁毒工作的支持，局限于在蒋夫人等高官夫人进行禁毒工作时开绿灯拨款，并且这些拨款对于实际禁毒工作而言不过是九牛一毛。

第二，从宣传口径上看，共产党将妇女禁毒工作定位为广大被压迫的妇女追求平等、追求富足、进而追求国家独立的途径之一，而国民党方面的妇女禁毒工作立足于妇女的生育能力和女性恢复貌美上。不能说这些措施完全无用，但是在战争年代，它们对于下层妇女的吸引力实在有限。

第三，从妇女禁毒工作的组织上看，共产党开展妇女禁毒工作的组织形式类似今天的“扁平化管理”。广大参与的妇女可以直接参与禁毒活动，在禁毒的各流程中发挥作用。她们冲破封建束缚，规劝管理男性戒毒，主观能动性很强。而国民党在开展妇女禁毒工作时采用了“金字塔形式”的模式，在戒烟院内还设立董事长、董事、干事和顾问等职，管理效率比较低。

第四，因为组织形式不同，妇女进行禁毒工作的具体措施也就不尽相同。共产党领导的妇女禁毒工作形式多样。除了戒烟所和人人都可参加的妇女大会外，还有口头劝解、化装游行、模范表彰和其他因地制宜的多种办法，并且妇女的禁毒工作可以和其他工作相互配合，共同达到追求平等之目的。而在国民政府所辖区域内，戒烟所是专为女瘾者开设的，而戒烟会议成了一群精英女性的集会，关于禁毒的大型妇女宣传活动几乎没有。妇女禁毒活动与其他妇女活动的关联性不高。与同时期开展的献金运动（1937）、征募棉衣活动（1937—1938）等相比，妇女禁毒工作成为边缘活动，并未受到重视。如此，妇女在禁毒工作乃至其他工作中的话语权都是非常有限的。

四、结语

在中国共产党的领导下，开展妇女禁毒工作的最高目标是争取民族解放和独立。中国妇女解放运动与西方妇女解放运动的区别就在于中国妇女的受压迫地位是由多方势力共同造成的，不仅有私有制的压迫，还有帝国主义的压迫，因此，当时任何中国妇女运动和妇女工作的开展都必须要以民族解放和独立作为最高目标。

将最高目标和妇女切身需求结合起来是共产党领导的妇女禁毒工作取得突出成绩的原因之一。回顾妇女参与的禁毒工作可以看出，对工作起决定作用的是广大妇女的自身利益和要求。诚然，在抗战时期，禁毒的第一目的是抵御日本对华的侵略。但是在发动妇女工作时，共产党十分注意将日本对华的毒化具体到每一位妇女受害者身上，指出妇女参加禁毒是保护妇女切身利益的重要环节。共产党将禁毒工作的目的与参与工作的妇女的自身需求结合起来，先动之以情，再使她们了解禁毒工作还可以为国家做出贡献。通过个人利益和国家荣誉，双重地激发她们对禁毒工作的热情。这样就把妇女参与禁毒与提高妇女的地位和妇女解放联系起来，妇女的参与度大大提升。而国民党方面在处理妇女禁毒问题时，忽视了要求禁毒的妇女的根本需求和她们身上存在的禁毒力量，只将妇女对禁毒工作的贡献局限于妇女戒毒和少部分宣传，禁毒成效自然不够显著。

值得注意的是，共产党领导下的妇女禁毒工作的主体是广大劳动妇女。广大妇女被发动起来，参与禁毒宣传、组织、查禁和巩固成效等多个方面的工作。而在国民党这边，参与禁毒工作的妇女大部分是上层精英女性。她们制定的禁毒办法虽然有一定成效，可是由于她们并未深入到中国广大的底层妇女中开展工作，因而制定出的政策只能解决一些表面问题。但是在共产党领导下的广大劳动妇女集思广益，通过实践探索出的办法不仅数量多、形式丰富，从制度上来说更能动员和发动妇女大众参与禁毒。

参考文献

[1] 韩晓莉．女性形象的再塑造——太行根据地的妇女解放运动．山西大学学报：哲学社会科学版，2005（5）：44-49.

[2] 陕甘宁边区政府．陕甘宁边区婚姻条例．1939-4-23.

[3] 陕甘宁边区政府．禁止妇女缠足．1939-8-1.

[4] 日本在关东州实行鸦片专卖．时报，1926-11-21（4）.

[5] 菊地西治．日本鸦片政策之解剖．拒毒月刊，1928，（25）：33-35.

[6] 王金香．中国禁毒史．上海：上海人民出版社，2005：222.

[7] 日本鸦片侵华资料集（1895—1945）．石家庄：中共河北省委党史研究室，2002：637.

[8] 孙凤瑜．中日战争期间日本在华鸦片政策．台湾政治大学历史研究所，1991.

[9] 陈本善．日本侵略中国东北史．长春：吉林大学出版社，1989：435.

[10] 任玉华．东北沦陷区文学诉诸的“女人的悲剧”——“鸦片”所充当的重要角色．文艺争鸣，2008，（5）：78-81.

[11] 李恩涵．本世纪 30 年代前后日本对华北的毒化政策．近代史研究，1997，（4）：92-138.

[12]《文史精华》编辑部．近代中国烟毒写真（上册）．石家庄：河北人民出版社，1997：262.

[13] 包利威．毒品与违背社会公德：20 世纪 30 年代广州的女子与鸦片．克利俄，2008，（28）：95.

[14] 张全盛，魏卞梅．日本侵晋纪实．太原：山西人民出版社，1992：285.

[15] 刘芸．抗日战争时期日本毒化陕西问题研究．天津商业大学，2018.

[16] 抗日战争时期晋察冀边区财政经济史资料选编（农业编）．天津：南开大学出版社，1984：499.

[17] 张国焘．红四军在通江的禁烟运动．// 张国焘．我的回忆（第三册）．北京：现代史料编刊社，1981：164-168.

[18] 妇女戒烟院最近即可成立．西京日报，1934-10-31（7）.

[19] 妇女戒烟院昨日举行开幕典礼，明日起开始收容吸烟妇女．西京日报，1934-12-2（7）.

[20] 西安成立妇女戒烟院．妇女共鸣，1934，（12）：56-57.

[21] 西安妇女戒烟已有显著进步．妇女月报，1935，（6）：445.

[22] 关于拒毒要讯汇志．中华归主，1935，(156)：11.
[23] 指导长所首创之妇女戒烟疗养院一瞥．妇女新生活月刊，1936，(2)：28-29.
[24] 收容妇女戒烟．西京日报，1935-9-12 (6).
[25] 妇女戒烟一例．新天津，1936-10-16 (2).
[26] 顾选才设妇女戒烟专科．新闻报，1937-5-1 (18).
[27] 妇女戒烟兼顾病痛．新闻报，1936-6-4 (15).
[28] 妇女调经戒烟一例．新闻报，1936-5-26 (12).
[29] 拒毒宣传普遍民间，潼关妓女禁烟不后人．西京日报，1936-5-11 (6).
[30] 妇女戒烟之急要．小日报，1935-7-4 (1).
[31] 家庭小常识之戒烟新法．妇女杂志，1942，(5)：42.
[32] 边区禁烟运动的成绩．新华日报，1938-6-3.
[33] 川陕革命根据地历史长编．成都：四川人民出版社，1982：557-561.
[34] 陕甘宁边区政府查禁毒品史料选（下）．历史档案，1993，(2)：68-78.
[35] 全国各省市县戒烟医院一览．禁烟委员会统计室，中华民国二十四年版．

女性赤脚医生与合作医疗的推广

卫宏阳

合作医疗与赤脚医生是中国集体化时代农村医疗卫生体制的核心内容，因其低投入、广覆盖的特点，一直备受赞誉 *。它被认为是从我国实际出发，解决八亿农民看病吃药问题的成功经验，被誉为“成功的卫生革命” [1]。对合作医疗与赤脚医生的评价，学界不尽相同 **。单纯的肯定或否定，都难以客观、准确地把握两者的诸多面相。本文旨在通过考察女性赤脚医生与合作医疗推广的关系，探讨女性赤脚医生对农村医疗卫生独特的影响，呈现出女性赤脚医生对合作医疗在广大农村推广中所起的作用，并尝试从中提取一些有利于当下农村医疗卫生事业发展的经验。

一、合作医疗与赤脚医生的产生和发展

合作医疗是一种极具中国特色的医疗卫生体制。早在新民主主义革命时期，中国共产党就与根据地民众携手创办了初步具备合作医疗特征的医疗卫生组织形式。例如，1941 年后晋绥边区的兴县、德县和岢岚相继出现医药合作社和制药合作社和公助药房等。这些医疗组织大多从各地实际出发，采取中西医结合的方针对民众进行诊治。截至 1944 年，全区的医药合作社已经达到 38 个 [2]，极大地方便了边区军民的日常就医。

赤脚医生是当下农村社会中乡村医生的前身。这一称谓产生于 1968 年，专指我国农村人民公社时期生产大队中不脱产的初级卫生人员。他们是受过一定时间培训，具有简单医疗卫生常识和技能、仍持农村户口的基层卫生工作者 [3]。因为他们有时也会同其他农民一样，光着脚板在田地里耕作，所以被称为赤脚医生。

中华人民共和国成立后，党和政府便开始着手改善农村地区的医疗卫生状况。1956 年制定的《全国农业发展纲要》指出，应积极培养医护人员，分批建立县、区医疗卫生机构和农村医疗站 [4]。卫生部也督促各地加快培养半农半医的卫生员。这些半农半医的卫生员便是赤脚医生的前身 [5]。此后，山西和河南等地先后在农业合作化运动下，探索了建立具有合作化性质的医疗卫生体制的可行性。*

卫宏阳，北京大学医学人文学院。

* 合作医疗，又称农村合作医疗、农村合作医疗制度、传统农村合作医疗制度或农村合作医疗体系等。在本文中，以上各名称之间没有区别，除非引用他人研究，否则一律称为合作医疗。

** 高默波持肯定的评价，他在《高家村——共和国农村生活素描》(香港中文大学出版社，2013) 一书中认为，正是赤脚医生和合作医疗的存在，使得集体化时期的农民在家门口便可享受现代的医疗服务。杨念群也基本肯定了合作医疗的价值。他在《“再造”病人——中西医冲突下的空间政治 (1832—1985)》(社会科学文献出版社，2006) 一书中认为，赤脚医生为农民的日常就医提供了很大便利。他们在农村往往有较高的声誉。黄树则和林士笑在《当代中国的卫生事业 (下)》(中国社会科学出版社,1986) 一书中认为，农村合作医疗常常背离实际情况，不讲差别地“一刀切”，很多合作医疗站被“吃穷”，其防治疾病的能力也随之大为减弱。刘鹏在《合作医疗与政治合法性——一项卫生政治学的实证研究》(华中师范大学学报：哲学社会科学版，2006 年第 2 期) 一文中则认为，合作医疗与赤脚医生重在使民众获取一种“公共产品”，以扩大政府政治的合法性，至于其能在多大程度上提高民众健康水平并不重要。

然而，由于20世纪50年代中后期开始的一系列政治运动，发展农村医疗卫生的政策没有得到较好的贯彻。尤其是在“大跃进”运动中，一些地区出于政治热情实行合作医疗或免费医疗，并没有考虑到当地的经济水平，加上没有一套完整的管理制度，使得合作医疗很难有效推行[1]。

这种状况在1965年6月底开始发生改变。1965年6月26日，毛泽东在与身边的卫生人员谈话时，说了一番话：“卫生部不是人民的卫生部，而是城市卫生部或城市老爷卫生部，它只给全国15%的人口服务，而这15%中主要还是老爷，广大农民得不到医药。”[5]他指出，要把医疗卫生工作的重点放到农村去[6]，即“六・二六指示”。此后不久，卫生部党委便将“六・二六指示”分头向本部和各省、市、自治区卫生干部进行了传达[5]。经过广泛的学习和讨论后，各地开始集中力量解决农村的医疗卫生问题。主要的形式便是大力培养赤脚医生，不断推广合作医疗。

1968年，湖北省长阳县乐园公社率先实行了合作医疗。《人民日报》对此给予很高的评价，并将其视为医疗卫生领域的一场革命。各地随即开始了创办合作医疗的高潮。合作医疗的主要形式并无太大差别，但在具体实施过程中，有明显的地方化发展的特征。

在合作医疗的组织与领导机构层面，一般规定合作医疗的控制权需要牢牢地掌握在贫下中农手中。卫生所实行群众性的民主管理，大队卫生所在大队合作医疗管委会指导及广大贫下中农的监督下进行工作。临汾县刘村公社南芦大队在大队革委会统一领导下**，设立了由革命干部、贫下中农代表和医务人员共7人组成的“三结合”性质的领导机构。该机构负责计划、布置和安排合作医疗的各项工作[7]。金殿公社则成立了以贫下中农代表为主体，并结合革命干部代表、民兵代表和革命医务人员组成的公社合作医疗管理委员会。各大队分别成立合作医疗管理小组，在公社革委会的领导下，统一办好合作医疗[8]。

在合作医疗的资金筹措与药品使用层面，山西省汾西县对竹公社规定由小队和个人共同负担合作医疗的资金筹措。凡参加合作医疗者，每人每年缴纳合作医疗基金一元。该公社还广泛发动群众上山采药，利用一切机会，比如耕地和放牛羊时顺带采集药材[9]。临汾县刘村公社南芦大队则细化了资金与药品的筹集与使用规则。比如，社员应自己动手种植药材，在宅旁庭院种植瓜果、丝瓜和白菊花等，以扩大收入。合作医疗站资金不足时，由大队拿出一部分公益金，用于解决大病住院问题等[7]。

对于合作医疗运行过程中的具体问题，一些地区通过总结实践经验，做了相应补充。比如，大队社员一律享受合作医疗，“四类分子”无权享受***，亲戚朋友就诊时需自费；凡属营养滋补药品，以及持外地处方买药和指名要药者一律自费；免收挂号和注射等费用；私自在外地就诊者，医疗费不予报销等[7]。

在合作医疗的发展过程中，赤脚医生发挥着特殊作用。伴随着合作医疗的发展，赤脚医生的数量在20世纪60年代中后期快速增长。赤脚医生是农村合作医疗体系的掌舵人，是合作医疗系统里面的核心子系统。或者说，合作医疗是一种制度，赤脚医生是该项制度的执行者[3]。

当合作医疗开始向全国农村推广后，女性赤脚医生的作用愈发凸显出来。广大女性赤脚医生在防治妇科病的同时，还可以积极开展计划生育工作，推广新法接生，普及妇幼卫生知识。她们

* 河南遂平县卫星人民公社制定了实行合作医疗的基本方法。该办法规定：公社实行合作医疗，社员按照家庭人口多少每年交纳一定数量的合作医疗费，就诊时不另交费。对于无法治疗的特殊重病号，中心医院应该将其介绍到适当的医院治疗，并负责开支旅费和医药费，但对衰老病和患有慢性病的人，暂时不作介绍。在经济充足的时候，公社实行公费医疗。

** 临汾县，即今山西省临汾市尧都区。

*** 四类分子即地主分子、富农分子、反革命分子和坏分子。

既是合作医疗的执行者，又是推行计划生育和防治妇科病的宣传队，还是实行计划生育的手术队和治疗妇科病的医疗队。在合作医疗体系内，女性赤脚医生扮演了重要角色，可谓进一步推动了合作医疗的稳定发展与推广[10]。

二、女性赤脚医生的作用

中国共产党向来重视女性医生的培养。自党成为中国革命的领导力量后，女性便成为革命的依靠力量。尤其是广大农村女性，她们是党在革命战争年代得以长期立足于农村根据地的重要依靠。中国共产党通过灵活的女性政策，激发了广大农村劳动女性参与社会生产与革命的热情。关注女性健康，自然就成为革命战争时期党巩固革命根据地的必然举措。1948 年太行行署曾指示各专、县公立医院开设助产士训练班，训练基层助产人员，学习时间为三个月。训练班学员共有 600 名，多为高小毕业的 18 ～ 30 岁农村女性。通过学习，她们不仅掌握了一般助产方法和难产解救技术，还学会了如何诊治农村女性的日常疾病[2]。中华人民共和国成立后，提升农村妇幼保健水平更成为社会建设的一项必要内容。而且，此时的妇幼保健工作是一项较为繁杂的工作，它包含女性“四期”* 保护、组织并实施新法接生、新生儿疾病筛查及传染病管理，以及建立孕产妇的生育记录卡和已婚女性普查普治妇科病的档案等[1]。合作医疗在全国农村推广后，随着女性赤脚医生数量不断增加，农村妇幼保健水平也在诸多方面得到了改善。

1．方便女性治病，有利于妇科病的普查普治，减轻了广大农村女性的身心负担

长期以来，受传统思想束缚，农村女性思想保守。一方面，她们将妇科病视为“隐疾”，很少主动求医[12]，更难以接受由男性赤脚医生对其诊治；另一方面，女性对自身的卫生保健亦缺少足够认知，导致常常错过诊治的最佳时机。

在实行合作医疗前，广西壮族自治区田阳县那丹村共有 37 个女性患有妇科病，其中 8 人已失去了劳动能力[13]。该县新山大队农民黄凤莲家有 3 个女性患了妇科病，因为难以接受男性医生的诊治，她们每次看病时都要去十几里之外的公社医院，很不方便。随着合作医疗的实施和女性赤脚医生的到来，全县很多女性不再需要花费大量时间和金钱去公社看病，在大队便可享受到医疗服务[13]，使许多女性开始主动求医，心理压力得到了有效缓解。

1972 年，山东省青岛市永丰庄大队的合作医疗站配备了女性赤脚医生，女性看病治病较之前大为便捷。在 1974 年春季生产开始前后，该大队合作医疗领导小组专门组织女性赤脚医生，在公社医院的帮助下，对全大队已婚女社员插空进行了一次妇科病的普查普治。一大队有个女社员患宫颈糜烂，因为忙于春种，加之对疾病缺乏基本认识，没有把病放在心上。普查时，发现宫颈糜烂已经发展到三度。赤脚医生一方面向大队干部报告，以确保在劳力安排上给予该社员适当的照顾，另一方面采用土方和验方，用内服药与外搽药相结合的办法，抓紧为她治疗。治疗 10 天后，病情便有所好转。经过长期的普查普治，该地女性妇科病发病率明显下降[14]。

2．有利于计划生育政策的落实

合作医疗在广大农村推广后，贯彻计划生育政策、进行节育便成为赤脚医生的重要任务。就当时的医疗技术而言，节育措施主要有输精管结扎、输卵管结扎和放置宫内节育环等。对于农村地区来说，放置宫内节育环是一种非常经济且相对安全的避孕措施。

---

* 指月经期、孕期、产期和哺乳期。

在 1972 年临汾地区采取节育措施的人群中，放置宫内节育环的人数远大于选择其他节育措施的人数。例如，襄汾县放置宫内节育环的人数为 2343 人，采取输精管结扎的人数为 12 人，采取输卵管结扎的人数为 392 人；侯马市采用这三种措施的人数分别为 1139 人、29 人和 526 人；翼城县采用这三种措施的人数分别为 1255 人、3 人和 469 人；乡宁县采用这三种措施的人数分别为 1282 人、42 人和 364 人[15]。但是，对于女性赤脚医生人数较少的地区来说，放置宫内节育环并定期检查节育环的状况就变成一件较为麻烦的事情。在山东临清县胡里庄公社 22 个大队中，女性赤脚医生仅有五六位。在实行计划生育后，该地大部分女性由于碍于面子，不得不跑二三十里路到县城医院就诊查环[16]。因此，不少女性希望当地社队和医疗卫生部门为她们着想，培养一批女性当赤脚医生，解除她们看病的困难。

在合作医疗体制下，女性赤脚医生在宣传计划生育方面起着特殊的作用。在吉林省怀德县二十家子公社西地，大队赤脚医生王静霞便长期从事计划生育的宣传教育工作。她所在的大队中，有一位名为王秀贤的女性，其家人长期不同意计划生育的相关内容。王静霞便以自身为例，不断与这家人交谈，进行“忆苦思甜”，最终成功地说服这家人，同意王秀贤节育[17]。在女性赤脚医生的宣传下，截至 1974 年，山东省昌潍地区昌邑县龙池公社有生育条件的女性中，已采取节育措施的达到 81%，1973 年全社人口的自然增长率已降到 8‰以下[18]。

值得一提的是，对于一些边远地区的少数民族来说，女性赤脚医生在推动少数民族女性移风易俗和接受节育手术的工作中所起的作用更加明显。宁夏南部的西吉县各级党组织和医疗卫生部门特别注意培养回族女性赤脚医生。截至 1973 年，该县的回族女性赤脚医生占回族赤脚医生总数的 15% 以上，已成为农村医疗卫生战线上的一支生力军[19]。

3．促进了女性日常保健的开展

在长期缺医少药的环境下，一些偏远地区充斥着旧的风俗习惯，导致农村女性缺乏基本的卫生常识。很多女性在经期、孕期和产期不注意卫生，生育过多、过密，接生不科学，加之缺少卫生方面的宣传与教育，广大农村女性的健康面临着很大威胁。随着女性赤脚医生的不断增加，农村有了稳定的卫生骨干，开展女性日常疾病的群防群治工作便有了保障。广西田阳县头塘公社共有 56 个生产队，每个队都有女性赤脚医生。她们在巡诊的过程中，不断向广大女性传授日常卫生知识，帮助她们防治常见妇科病，并根据女性的生理特点和特殊情况，叮嘱其做好劳动保护。在女性赤脚医生的帮助下，许多女性已经可以自己动手采集中草药，做到了无病预防、有病早治，有效地控制了常见妇科病的发生和发展[13]。

不仅如此，女性赤脚医生易于同农村女性深入交流，及时了解她们的身体状况。在妇幼卫生工作中，女性赤脚医生便于根据女性的生理特殊情况，从日常生活到怀孕生产等方面抓起，努力控制妇幼常见病和多发病的发生。比如，在江苏省如东县的岔河地区许多生产队活动室墙上的农活安排表中，女性赤脚医生为了提醒队干部注意保护妇幼健康，在月经期、怀孕期和哺乳期的栏目下，挂着写有女性名字的小牌子。在日常分配农活时，生产队干部看到这些牌子，就不会安排经期女性下水田及打农药、孕期女性干重活以及哺乳期女性到远的地方去劳动[20]。

4．提高新法接生率，促进儿童保健

在中华人民共和国成立前和成立初期，新生儿死亡率居高不下，主要原因在于大部分女性生产时依靠旧产婆。这些旧产婆大多采用旧法接生。以河南商水县为例，该县农村大部分产妇生产是靠旧接生婆接生。由于药品缺乏，技术差，导致产妇生产后发生大出血、新生儿因破伤风而死亡的现象多发。该地 1936 年 1 月至 5 月共出生男孩 116 人，死亡 52 人，死亡率为 46.3 %，共生女孩 84 人，死亡 53 人，死亡率为 63.1%[21]。随着合作医疗的推广，一些地区开始大力培养女性赤脚医生，以提高新法接生率，保证新生儿健康。

从 20 世纪 60 年代中期开始，山东省临朐县龙岗公社便开始着力培养女性赤脚医生。到 1975 年初时，该公社 34 个大队中，每个大队都有一两名女性赤脚医生。这些女性赤脚医生均掌握新法接生，且大部分能检查和治疗一般生育疾病。1974 年，她们采用新法接生了 558 例，没有 1 例发生新生儿破伤风[22]。福建省司前公社也采取了类似措施。该公社共有 15 000 多人，其中女性和儿童占 2/3 以上。为了提高妇幼保健工作，该公社在巩固和发展合作医疗的基础上，形成了一个以公社卫生院为中心、以大队合作医疗站为阵地、以女性赤脚医生为骨干的妇幼保健网。全公社 13 个大队都自力更生地建起了妇产室。妇产室设有简易产床，建立了妇科病查治、婴儿和儿童卫生、计划生育等档案或卡片。得益于高效的妇幼保健工作，该地一些患有生育疾病的女性迅速恢复了健康，患有沙眼、软骨病和蛔虫的儿童也因及时的治疗，健康水平得到了显著提高[23]。

据妇幼卫生司的不完全统计，截至 1984 年，全国农村推行新法接生率已达 90%，孕产妇的死亡率已从解放初期的 150 ‱，下降到 5 ‱；婴幼儿死亡率从新中国成立前的 200‰下降到城市平均为 12‰，在农村这一比例为 20‰～ 30‰[24]。

三、女性赤脚医生的存在促进了合作医疗的推广

赤脚医生是合作医疗的重要一环，合作医疗效能的发挥，很大程度上取决于赤脚医生本人。正如前述之女性赤脚医生的作用，在合作医疗体系下，女性赤脚医生在农村女性的日常卫生保健、妇科病救治及接生护理等方面的作用，使这个群体在诸多方面保障了合作医疗的正常运转。在不断促进合作医疗推广的同时，也使得农村医疗资源得以在合作医疗体系内发挥至最大程度。

1．女性赤脚医生的增加，一定程度上提高了女性的农业生产效率，为合作医疗制度的正常运转提供了基本的经济社会保障

随着农业合作化运动的开展，大多数女性参加了农业生产和集体劳动。女性群体成为影响农业产出的重要力量。但是，关于女性的劳动保护措施并没有严格落实。1958 年，山西省孕妇流产和子宫脱垂等妇科病患者明显增多[2]，公社的农业生产效率也受到较大影响。随着合作医疗的不断推广，各地相继意识到培养和发展女性赤脚医生的重要性，逐步开始以女性赤脚医生为依托进而全面改善女性的健康状况[25]。

据广西壮族自治区田阳县头塘公社统计，该地 1956 年前后共有 17 000 多人，其中女性劳动力就占全社劳动力的 56% 左右。合作化运动开始后，农村女性日渐成为该地农业生产的一支生力军。女性在农业生产中的参与程度对家庭和整个生产队的收入都有重要影响。但是，受城乡二元制结构的影响，该地一直缺医少药[13]，许多女性患病后由于得不到及时的治疗，对正常的农业生产造成了较大影响[26]。对于合作化运动时期的农村女性来说，如果妇科病长期得不到有效的治疗，不仅影响她们的生产积极性，还会降低她们对包括合作医疗在内的一些合作化运动形式的热情。女性赤脚医生的出现及普及，极大方便了广大农村女性的日常卫生保健与妇科病的救治，为农村女性高效地参加农业生产提供了基本的医疗卫生保障。

江苏省如东县岔南公社是另一个例子。在该公社女性劳动力同样占整个公社劳动力的半数以

上。为了落实女性保健工作，保障公社农业生产的效率，1970年该地公社党委对第十一大队的第十一生产队进行了调查。发现该生产队27个女性劳动力中，有23人患有妇科疾病，其中不能正常参加集体生产劳动的就有12人[20]。针对这种情况，公社妇女主任和赤脚医生等人员组织了妇科病普查普治小组，定期对妇科病进行普查普治。3年来，在上级医疗卫生部门的协助下，这个小组不断深入生产队和社员家里，共普查普治妇科病19 000多人次[27]。如东县在全县范围内普及了岔南公社的做法，从1970年开始，全县借助女性赤脚医生，针对女性开展一年一次的妇科病普查、普治和复查[20]。1年来，全县普查了成年女性151 200余人，不少人患有不同的妇科病。其中，不能正常参加集体生产劳动的达20%左右，丧失或基本丧失劳动能力的达5%左右。随着普查普治工作的深入，除了少数患有息肉和肌瘤等，需要分期分批进医院治疗的女性外，已有87 000多人进行了1～3个疗程的治疗，占患病人数的91%。据部分地区复查，70%左右的妇科病患者已经治愈或基本治愈，其他人的病情也有了不同程度的好转[28]。由于采取了积极的预防和治疗妇科病的措施，该公社女性劳动力的健康水平不断提高，随后女性的劳动出勤率也显著提高。截至1973年初，如东县有10万以上的女性劳动力从疾病中解放出来，她们在农业生产中的出勤率达到95%以上[27]。

女性出勤率的提高，使得大队农业生产活动可以稳定、高效地开展，也为合作医疗的稳定运转提供了最基本的条件。反之，如果个别女性劳动出勤率降低，其个人收入便会受到影响，那么参与合作医疗的资金来源也会出现问题。如果整个大队的女性因身体原因导致劳动生产率普遍降低，那么大队合作医疗的经济基础就会松动，合作医疗便会面临瓦解的风险。

2．女性赤脚医生在广大农村备受赞誉，为合作医疗的推广创造了良好的舆论环境

在农村日常生活中，女性赤脚医生因其在妇科病诊治和接生方面的作用，往往便于同农村女性进行深入的交流。在长期的疾病治疗、送药上门及日常卫生知识普及的过程中，她们容易取得女性的信任，并获得女性及其家人的称赞[13]。农民的称赞会转为对合作医疗的支持，因为合作医疗虽然产生于20世纪50年代中期合作化运动开始前后，但对于广大农村而言，它是在60年代末期普及的。伴随合作医疗的推广，赤脚医生也在农村全面普及。在农民眼中，赤脚医生就是合作医疗的产物，两者密不可分。

比如内蒙古自治区达拉特旗的女性赤脚医生王玉莲就在行医过程中同农民建立了密切的关系。1973年春末，王玉莲所在大队的一位社员乔其女突发疾病。因为是春耕春播的季节，该社员家中只有她和3个小孩。王玉莲便亲自上山采药，并到乔其女家帮她煎药、做饭和哄孩子等。王玉莲的行动使该社员感动落泪，家人也不断致谢，但王玉莲将功劳归为实行了合作医疗[29]。除此之外，一些农村合作医疗站女性赤脚医生对妇科病的普查普治，使农村女性在一定程度上避免了因农忙而导致的疾病恶化现象的发生。身体状况的改善使得一些女性常常通过一些略显夸张的话语，诸如“合作医疗完全符合广大劳动妇女的利益，谁反对合作医疗，谁就是劳动妇女的死对头”等[14]，来表达她们对合作医疗的支持。

由此不难看出，女性赤脚医生在融入女性群体或农村家庭之时，往往也伴随着女性和家属对合作医疗的接纳，这也为合作医疗落实到每一户农村家庭创造了良好的舆论。因此，山西省汾西县便借助大力培养女性赤脚医生的措施，进一步推广合作医疗。1972年该县全部107个生产大队中，共有赤脚医生302人，其中119人为女性，约占赤脚医生总数的1/3多，实行合作医疗的生产大队数量也上升到了88个[15]。此后几年，该地女性赤脚医生的人数持续增加，合作医疗也

得到更为广泛的普及。

四、结语

截至1982年，全国农村已有41万名女性赤脚医生[12]。这些遍布各地的女性赤脚医生在保护女性和儿童的健康方面日益发挥着重要作用。在她们的辛勤工作下，合作医疗不断在农村扎根，广大女性和儿童的健康水平也得到较大提高。

诚然，若将赤脚医生与合作医疗放在当下的医疗卫生体系内，赤脚医生群体的专业技术确实难言合格，合作医疗各方面的规章制度也并非符合实际。但对当时的中国来说，赤脚医生与合作医疗确实为广大农村地区构建了一张基本的卫生保健网。对于农村地区医疗卫生问题的彻底解决，合作医疗与赤脚医生或许不是“最优解”，但在当时的社会条件下，它确实是一个“最可行解”[30]。

近年来，新型农村合作医疗不断完善，越来越多的农村民众享受到现代医疗资源。然而，农村民众在生病后，大多会选择直接去市中心、省会城市或“北上广”地区的三甲医院就诊，基本忽略了农村卫生所或乡镇医院。“看病难”“看病贵”的现象仍旧广泛存在。在当下的农村社会，疾病仍会对一个农村家庭产生较大的负面影响。面对当前的农村医疗困局，我们不妨借鉴女性赤脚医生促进合作医疗推广的经验，加大对乡村女性医生的培养与扶持。从妇幼保健入手，不断提升妇幼疾病普查普治的效果，加强对农村妇女和儿童卫生知识的宣传力度，提升农村妇幼保健水平，营造良好的农村医患关系。在满足农村民众基本医疗卫生需求的同时，与新型农村合作医疗相结合，共同为农村民众打造一张牢固的基本医疗卫生保健网，以最大可能地避免“因病致贫”“因病返贫”现象的发生，并使新型农村合作医疗制度真正深入到农村民众的日常生活中。

参考文献

[1] 方小平．赤脚医生与合作医疗制度——浙江省富阳县个案研究．二十一世纪，2003，10：88，89.
[2] 山西省史志研究院．山西通志（医药卫生志·卫生篇）．北京：中华书局，1997：238-239，259，310.
[3] 李德成．合作医疗与赤脚医生研究1955—1983. 浙江大学博士学位论文，2007：17-18.
[4] 中共中央文献研究室．建国以来重要文献选编．第8册．北京：中央文献出版社，1994：55-56.
[5] 中共中央文献研究室．建国以来重要文献选编．第20册．北京：中央文献出版社，1998：526，530.
[6] 中共中央文献研究室．建国以来毛泽东文稿．第12册．北京：中央文献出版社，1996：387.
[7] 临汾县刘村公社南芦大队革命委员会．关于实行合作医疗的计划草案．临汾市档案局馆藏档案，卷宗号3.4-1.2.1-102.
[8] 临汾县人民医院革委会．团结起来，备战备荒——金殿公社实行合作医疗的情况调查．临汾市档案局馆藏档案，卷宗号3.4-1.2.1-102.
[9] 汾西县对竹公社汉峪合作医疗领导小组．底子薄，人口少合作医疗怎么搞——自力更生的道路越走越宽广．1970年5月18日．临汾市档案局馆藏档案，卷宗号3.4-1.2.1-103.
[10] 积极防治妇女病，保护妇女劳动力．北京：人民日报，1973-3-13（2）.
[11] 把妇幼卫生工作迅速搞上去，卫生部召开现场经验交流会，推广江苏省如东县的工作经验．北京：人民日报，1978-1-5（4）.
[12] 黄树则，林士笑．当代中国的卫生事业（下）．北京：中国社会科学出版社，1986：195.
[13] 妇幼保健工作的生力军——广西田阳县头塘公社的调查报告．北京：人民日报，1972-3-10（3）.

[14] 妇女健康有保障．北京：人民日报，1974-7-28（3）.
[15] 临汾地区行政公署卫生局．1972 年卫生事业年报表．临汾市档案局馆藏档案，卷宗号 3.4-1.1.1-40.
[16] 多培养一些女赤脚医生．北京：人民日报，1980-6-5（3）.
[17] 工农知识青年自学读物编辑组．为革命当好赤脚医生．北京：人民教育出版社，1973：43.
[18] 合作医疗根深叶茂——山东省昌潍地区的调查报告．北京：人民日报，1974-1-1（1）.
[19] 西吉县积极培养回族赤脚医生，近两年培养的回族赤脚医生，比文化大革命前全县农村回族医生的总数多十倍以上，进一步改变了过去缺医少药的现象．北京：人民日报，1973-5-15（4）.
[20] 活跃在妇幼卫生战线上的赤脚医生．北京：人民日报，1975-7-14（4）.
[21] 商水县卫生志编辑组．商水县卫生志 1949—1985. 郑州：河南人民出版社，1985：205.
[22] 龙岗公社重视培养女赤脚医生．北京：人民日报，1975-6-2（3）.
[23] 在巩固和发展合作医疗的基础上，司前公社妇幼保健工作做得好．北京：人民日报，1977-7-5（4）.
[24] 我国已初步形成妇幼卫生保健网．北京：人民日报，1984-3-9（3）.
[25] 1972 年，当山西省临汾市各地农村相继确立起合作医疗时，女性赤脚医生的数量仅占全体赤脚医生总数的 10% ～ 20%，1975 年这一比例便达到了 30% ～ 40%，有些地区甚至接近 50%。数据来源：临汾地区行政公署卫生局《1972 年卫生事业年报表》《1975 年卫生事业年报表》，临汾市馆藏档案，卷宗号 3.4-1.1.1-40，3.4-1.1.1-61.
[26] 江苏省无锡市丽新纱厂筒子车间曾做过调查，凡是患有滴虫性阴道炎的女工，往往操作慢，缺勤率高，每月仅能完成 41.17% 的生产计划．数据来源：黄树则，林士笑．当代中国的卫生事业（下）．北京：中国社会科学出版社，1986：193.
[27] 关心妇女健康，充分发挥妇女作用，大羊公社、岔南公社积极组织医务人员防治妇女病．北京：人民日报，1973-4-2（4）.
[28] 为提高妇女健康水平而斗争——如东县普查普治妇女病的调查报告．北京：人民日报，1971-3-3（4）.
[29] 贫下中农的好医生王玉莲．北京：人民日报，1975-8-23（4）.
[30] 胡宜．送药下乡：现代中国的疾病政治．北京：社会科学文献出版社，2011：168.

抗战时期中共上海女领导陈修良及其性别观

江上幸子

陈修良（1907—1998）是抗日战争时期在上海担任中共江苏省委员会的妇女运动委员会书记，抗战胜利后在南京被任命为中共市委书记，新中国成立后历任南京市委组织部部长、上海市委组织部副部长和浙江省委宣传部代理部长等要职。虽然如此，其名长期被遗忘。究其原因，是因为她主要用笔名发表文章以及 1957 年被错划为“右派”，等等。但是，陈修良在 1979 年获得平反后，抱病写下了《孙冶方革命生涯六十年》《潘汉年非凡的一生》等一百多万字的回忆文章。这些关于党史的重要资料 [1]。

关于陈修良个人的相关资料，目前已经有《陈修良文集》《沙文汉、陈修良年谱》《拒绝奴性：中共秘密南京市委书记陈修良传》[2] 等宝贵文献出版，相关研究也并不少。最近还出版了《中国当代民间史料集刊 15-18 陈修良工作笔记》[3] 这一最新史料，还可查询电子资料，可说是更容易地查看到她在新中国成立前的著作。因此，本稿拟以抗战上海时期为主，在目前的研究基础之上，更进一步探讨她的写作和经历等，以期扩展对陈修良的研究，并增进对当时上海的妇女界及中共情况的了解。

抗战时期的上海作为中国最大的城市，在受到日本侵略的严酷情况下，其地位无比重要。加之在中共“统一战线”这一基本政策下，上海的斗争无比复杂。上海的妇女工作面临着三重复杂的斗争，即抗日、国共和性别。

在 20 世纪 30 年代的上海，陈修良主要用“莫湮”和“葛罩”等笔名发表作品。这些文章可大致分为两类，一是有关抗战的，二是有关妇女观的。本稿拟在第一部分先检视陈修良在 20 世纪 30 年代的经历，而后整理分析她有关抗战的文章。在第二部分，拟先整理陈修良于抗战时期的经历，而后考察当时上海妇女界的情况，继而介绍陈修良当时撰写的反映了妇女观的文章，最后将其与当时中共的妇女观作比较。笔者试图通过这些探讨，分析陈修良在抗战时期的性别观之特点。

一、20 世纪 30 年代陈修良关于抗战的写作

1933 年，陈修良和沙文汉夫妇因在上海失去了组织关系而流亡日本，以期与党重新取得联系。旅居东京期间，陈修良就读于早稻田大学经济系，同时亦为共产国际远东红军参谋部情报处（即佐尔格情报团）做有关日本经济、军事和政治的情报工作，还与竹内好和武田泰淳等日本文人有交往 [4]。

1935 年春，陈修良和沙文汉返回上海。同年秋接上党的关系后，她被分配去上海妇女界活动，与罗叔章、沈兹九、罗琼和史良等妇女界救国会上层人士、《妇女生活》杂志和妇女社团

江上幸子，日本菲莉斯大学。

联系[5]。

由于此种背景，对于陈修良1935年回上海后发表的有关抗战的文章[6]，从内容来看，我们可以看到有两个显著特点：第一个特点是着重介绍抗战时期日本以及经济的情况[7]；第二个特点是向妇女界说明有关抗战的形势与妇女应有的态度。另外，陈修良于1937年还撰写了《抗战中的民生问题》[8]一书，书中强调了“民众力量”和“民主”的重要性，这可以说是她在此时期文章的第三个特点。有关陈修良的先行研究，因有资料的限制与她用笔名写作的关系，较少论及陈修良的抗战时期文章，尤其是她与妇女有关的主张。因此，下面拟对上述第二、第三个特点的具体内容进行介绍说明。

1. 向妇女界说明抗战形势与妇女应有的态度

抗战时期，陈修良主要在中共领导的《妇女生活》上发表了许多文章，旨在向妇女界说明抗战形势与妇女应有的态度。其中主要文章的内容概要如下[9]：

莫湮在《半月话题：日本内阁的更迭》中首先指出：在日本军部“无条件的支持”下成立的林铣十郎内阁之短命，“反映了日本政局的非常动摇性，与国内经济政治矛盾的深刻性”。之后说明日本内阁的具体情况，并对近卫文磨内阁做出以下判断：实质上“与林内阁没有基本的大的区别”，不能“抱什么幻想”。

莫湮的《苏联的“肃反”“清党”运动》一文对于苏联在发生“叛国阴谋”后所进行的肃清托派分子运动做出如下解释：法西斯国家认为“这是表示苏联的崩溃，与史太林的独裁阴谋”，但这是由“旧社会所遗留下来的不满分子”的叛国阴谋，这次肃反清党运动带着世界意义。

莫湮的《半月话题：全国注视下的七君子案在苏开审》一文对“抗日七君子”案做如此表示：“恳切地希望我们贤明的政府，能根据民众的一直要求，从速释放七位先生，在‘共赴国难’的精神之下，让我们上下一致，结成铁一样的救国阵线！”

莫湮的《半月时事：闸北的撤退与保卫大上海》一文对中国军队撤退后的上海“一种慌张无措的表示”，如是说道：“证明着一部分人不够深切了解长期抗战的意义，不了解自己对于保卫大上海，还应当尽更大的责任”“退到第二道防线，这也决不能说是我们已经放弃了上海”。

莫湮在《上海妇女在抗战中的动态》一文中，关于抗战中妇女应有的态度表示：“七七事变”以后，“上海忽然纷纷产生了许多新的妇女团体，且时常进行联合会议，对时局发表意见，要求政府当局正式对日抗战”，且“八・一三”事变后，“民众抗敌的情绪达到了空前的白热”，然而，“什么工作可以给群众做等问题，把许多负责人苦恼住了”“除了救护、慰劳、征募等工作之外，还应注意群众的兴趣，广泛地开展新的工作”。各种团体应有“特定的群众对象，如职业妇女、家庭妇女、女教师、女工、女学生等”“根据群众自己的环境，去展开新的工作道路”。

2. 强调“民众力量”和“民主”的重要性：从《抗战中的民生问题》来看

1937年莫湮著有《抗战中的民生问题》，全书共四章，尚无先行研究介绍其内容，下面试介绍其概要。

在第一章“争取抗战胜利和改善民众问题”中，她主张：“不发动民众力量，参加抗战，而只是一味依赖军队的抵抗，则抗战前途是不能乐观的。”“要动员民众力量，这绝对不是用官僚式的、超经济的方法所能成功的，唯一正确的路线是不怕群众开放民众运动，切实改良民众的生活”（第一节）；“要充实我们的国防经济……必须减轻农民的负担……其次，是劳动者生活的改良”（第二节）；“民众对于抗战信心的动摇，这并不表示民众的抗敌情绪已经低落”“由于民众生活因为战争关系，发生了更大的困难”，因此，“改良民生可以提高民众抗战情绪”（第三节）；

“目前抗战局部失败的主要原因”是因为“不是真正的全民族抗战的缘故。因此在今天怎样扩大与巩固民族统一战线……这已成了抗战胜负的决定关键了。……我们要求大家牺牲一些个人的利益，改善贫苦同胞的生活”（第四节）。

在第二章“怎样才能改善民众生活”中，则先进一步讨论“另一方面，我们改善民众生活，是并不能超过‘抗日第一’原则的”“如果有人以为目前改善人民生活问题，是比争取抗战胜利还更要紧，以为发动阶级斗争，是比发动民族解放斗争还更重要，那么这些人……客观上成了民族统一战线很危险的破坏者！”原则应当是“切实改善劳动大众的生活”。继而，在第二章第一节提出了具体办法。例如，对于“农民生活问题”，提出应当采取减少“现有租税及田赋”“保障农民的土地耕种权”，禁止“高利贷”，并延期“抗战期内的债务”，设立“农村生产合作社与消费社”，以及发动农村妇女“积极参加农耕事业”，等等。对于“劳动者的生活问题”，她提出“女工工资与男工工资，同等工作应同等支付，童工年龄应有一定的限制”，等等。对于“无依靠的老弱妇孺生活问题”，她写道：“抗战长久支持下去，妇女与儿童流浪者一定会大大增加的。我们为了保持自己国力起见，决无坐视不救之理。救济办法，大部分也应采取解决难民办法一样，不仅给养他就算了事，还要使其生产，加以教养。”而后，在第二章第二节则提出了“创设新的生产”问题，例如，“工业”部门要自己制造“人民日用必需品”，等等。

在第三章“改善民生的先决问题”中，则是为了解决民众生活问题发出相关呼吁。其先决条件是“政治机构的改革”，但“光拿上海为例，就够使人痛心”（第一节）；“所迫切要求实现的，是一个抗日的民主政府”“中国的人民，起来争取保卫与管理我们的国家”（第二节）。

最后，在第四章“结论”中，作者强调：“民生问题与民主问题的提出”是“中山先生”所“开好了的一味救国良方”“依三民主义解决”此问题，“就可以保证抗战胜利”。

从《抗战中的民生问题》我们可看到，陈修良非常重视“民众力量”和“民主”，为此她主张改良民众生活、实现民族的统一战线以及建立民主政府。

二、陈修良在抗战时期的性别观

本节先整理陈修良于抗战时期担任妇委书记时期的经历，并考察当时上海妇女界密切的关系网络。在此基础上，因以往的陈修良研究对她的性别观几乎没有关注，本文拟着重介绍陈修良当时撰写的与其妇女观相关的文章。最后，试通过与当时中共的妇女观作比较探讨，以阐明陈修良性别观的特点。

1．陈修良担任妇女运动委员会书记时期的经历

上海地下共产党在1935年遭受到极大的破坏后，失去了统一的领导机构和与党中央的联系，只剩下情报工作系统，以及各系统党员各自的独立活动。1937年6月下旬，中共中央为了重建地下党，派刘晓赴上海，并于7月初建立了群众团体工作委员会（群委），由刘晓和冯雪峰等“三人团”领导。群委由王尧山担任书记，下设有沙文汉和彭柏山等5名委员。其中，由陈修良负责妇女工作，以期借此加强对妇女运动的领导。

1937年11月上旬，中共江苏省委员会（简称“省委”，地下党系统）重新建立。这与八路军驻上海办事处（简称“八办”，统一战线系统）不同，是不公开的组织。省委由刘晓为主任，王尧山任组织部长，沙文汉任宣传部长。在江苏省委之下，重建了由沙文汉领导的文化界运动委员会（简称“文委”）。同年12月，在省委之下又成立了妇女运动委员会（简称“妇委”），由陈

修良担任书记。委员有王尧山夫人赵先、刘晓夫人张毅，还有罗晓红与李淑英。

但是，由于 1937 年 11 月上海成为了孤岛，12 月潘汉年也撤退到了香港。之后，八办由代替潘汉年留在上海、已转入地下活动的刘少文负责。到了 1938 年底，江苏省委决定撤销直属的妇委，由各系统自行分管妇女工作。如此决定，据说是因为妇委基层组织不断扩大，与其他系统党组织发生交叉，牵涉面太广，不利于地下党的精干荫蔽[10]。

2．抗战时期上海妇女界的密接网络

陈修良在《刘晓同志领导白区工作的回忆（一）》一文中，曾如此讲述："群委工作的主要阵地是各界救国会的组织，帮助他们打开工作的新局面。我们的工作方法是幕后影响。例如，我在妇救会（即上海妇女界救国会——笔者注）[11]并无职务，我是通过史良、罗淑章、罗琼、王汝琪、沈兹九等关系去帮助策划、推动妇女界救国会的工作的。……在妇女界中，史良、罗淑章、罗琼、沈兹九、朱文央、季洪、王汝琪、子岗等也都是有威望的。我则以进步作家莫湮的化名出面活动，下面有汪璧（方采秀）、蒋学杰、茅丽瑛等助手，组织了妇女读书会。我以作家的名义辅导大家读《大众哲学》等社会科学书籍。通过学习，宣传党的政策与主张。……我们直接或间接推动了各界文化刊物的出版，如……《上海妇女》等……我们还广泛地组织了上海的家庭妇女，走入了抗日的行列"[12]。

当时，上海妇女界确实有以知识女性为主导的、包括广泛妇女群众的"联结网络"。从陈修良的文中可窥见，她很尊重这些知识女性，也重视妇女群众的主体性。当时的妇女界活动与其说是由党领导，毋宁说是党依靠妇女团体的力量来扩大自己的影响力。1936 年 3 月，上海妇女界救国会同全市各妇女团体组织了三八大会，会后并举行了一次有万人参加的游行，由史良领队[13]。但是，在史良因"抗日七君子"被捕后，妇救会就在表面上看不到活动了。据说，虽然"上海妇女一向有各种不同性质的小组织"，但正式团结是在 1937 年 6 月间发动"妇女参加制宪运动"时开始。为争取妇女权利的该运动由上海扩大到各处，进而成为全国性运动，后来更成为抗日统一战线的力量[14]。

"七七事变"后，何香凝在上海组织了中国妇女抗敌后援会。不久，因宋美龄在南京组织了中国妇女慰劳自卫抗战将士总会，因而将妇女抗敌后援会更名为"上海妇女慰劳分会"，并联合起 22 个上海妇女团体。上海沦陷后，上海妇女慰劳分会再度更名为"上海妇女界难民救济会"，且由于当时何香凝已撤离上海，改由许广平主持。到了 1938 年 5 月，宋美龄任指导长的新生活运动妇女指导委员会在庐山召开战时妇女工作谈话会。该会在是年 7 月进行改组，此时，中共也加入了，就此形成为了全国性"妇女的统一战线"[15]。

然而，在上海沦陷，《妇女生活》《妇女共鸣》等党派妇女杂志移到内地的情况下，陈修良于上文提及的《上海妇女》便于 1938 年 4 月在上海创刊，由蒋逸霄主编，被称为"孤岛明星"。该刊以朱文央、姜平（孙兰）、夏萤（蔡楚吟）、许广平、黄定慧（黄慕兰）、关露、季子（王季愚）、王汝琪、郭箴一和韩学章等为主要撰稿人，直到 1940 年 6 月停刊为止，发表了不少有关妇女问题、生活、权利等的文章[16]。

1938 年 7 月，国民参政会召开。这是由于 1937 年准备召开的国民大会，因日中战争未能召开之故，遂决定于 1938 年 4 月召开国民参政会，并于 7 月召开第一届第一次会议。此时，女参政员有 10 名，中共方面有邓颖超一人。会中，她们为了争取妇女各方面的权益，向国民参政会提出了许多提案。1939 年 9 月，在第一届第四次会议中，通过了制定宪法的提案，并决定在 1940 年 11 月召开国民大会。因此，妇女界从 1939 年 11 月到 1940 年 3 月，在重庆举办了 7 次

“宪政与妇女”座谈会，要求宪法必须明确规定妇女在各方面与男子享有同等权利[17]。这可以算是上海妇女界的网络所产生出的收获，也可算是统一战线政策的成果。《上海妇女》也报道了不少这些成果。

3. 陈修良在抗战时期与其妇女观有关的写作

陈修良于抗战时期所撰写的反映了其妇女观的文章，因先行研究极少，下面拟概括介绍其主要内容。通过这些文章，我们可看到陈修良性别观的特点：她把“新贤妻良母论”，即推崇按“现代家庭”里“性别分工”观念的“女性角色”，看做是“回到厨房论”中的一种而表示反对；她最为强调的是，妇女要走出家庭，参加社会活动，得到职业，由此做独立的人；她主张把妇女解放与社会改革和民族解放连接起来；她认为为了让妇女参加社会活动并获得平等，必须有民主与自由；她很重视“妇女大众”和“集体性”；对家庭妇女和日本妇女，她并不责难，而是号召要“携起手”；她提倡家务和生育的“公共化”。

(1) 莫湮的《中国妇女到那里去》[发表于《东方杂志》(1936年，33卷17期)，收录于《陈修良文集》]。

“近几年”妇女运动有“二种不同的趋势”：回到厨房派与走到社会派。前者是新贤妻良母论者，其主张有：“女子天性”最合宜于治理家务；“家庭的改造责任”应由守家的女子来负担，这也是为社会服务；“也不妨在社会中有相当的职业，即日间到社会去工作，晚间回家整理家务”，社会服务与家庭服务并重；儿童教育是非常重要，“女子应当回到家庭去教育自己的子女”；看不惯“近代都市里许多号称摩登女子之类”，不如在家庭好好操作。因此，他们把妇女运动变成“改良运动”，如“实行家庭之清洁卫生法”和“改善儿童的教育”等。后者要妇女运动“与整个的社会解放运动合流起来”“不能脱离整个的民族问题”。

(2) 莫湮的《军国民主义下的日本妇女》[发表于《东方杂志》(1936年，33卷，21期)]。

日本妇女不能享受“民主”，经济地位也“没有多少改善”。轻工业部门虽“莫不以妇女劳动者为主体”，是“她们的地位极低，工作的代价比较低贱所致的”。另外，“良妻贤母型的道德观念还支配着妇女的生活意识”，法律规定“女子是一个被保护者。家庭财产管理者是属于男子”，妇女没有选举权，也不能当律师，等等。女子教育的基本方针是“以养成良妻贤母”，文化教育是“以提倡妇女美德为宗旨”。最近“妇女与国防问题便被军部所注意”，在“非常时”的口号下，“勒令劳动妇女把生活水准再行减低”。于是，“日本妇女大众多数是厌恶战争的”，渐渐明白“军国主义宣传，是不利于她们的”“对海岸的女朋友们，我们也携起手呀！”

(3) 莫湮的《青年妇女的修养问题》[发表于《妇女生活》(1937年，4卷5期)，收录于《陈修良文集》]。

现代女性的悲惨情况使我们确信：“家庭不能靠，男人更不可靠，儿子也不可靠。最可靠的只有自己的力。”现代社会的女性被认为是“赔钱货”“女子无才便是德”“厨房、高楼，这便是女人一生唯一的活动场所”“职业妇女作了花瓶与点缀品，一切机关、团体，唯女子不收”但是，“时代所需要的新女性”是不做“小天地中的良妻贤母”，需要“自立与择职业”“集体的生活”“认清结婚这件事并没有根本解决女子本身的一切生活问题”，出嫁后“家庭内的生活，应当尽力简单化”，而“把时间节省下来，为社会做事情”。

(4) 莫湮的《恋爱观的检讨》[发表于《妇女生活》(1937年，4卷10期)]

恋爱是“本能”和“快乐”，但现在社会里“往往不是快乐，而只是苦痛的样子特别在女性这方面被带来的苦痛，就更厉害”。其原因是：“因为她的终身事业是被规定在家庭杂务上面”；

女性的“结婚自由所受的限制”特别严重，如“不能自由地离婚”，年龄大了“嫁人要受指责”等。不幸被人遗弃后，“这个女人就要被社会人士另眼相待了”，而且“一旦厌恶了她所恋的对方，要想脱离这个关系”“以后再想找对象，固然也要发生困难”。我们希望“自己的恋爱观与自己的人生观配合”，因而“恋爱的精神至上主义”与“肉欲主义的恋爱观”都不正确。“恋爱必然是灵与肉的一致”“也绝不是永远不变的”“非与两性的生活条件紧紧地配合起来不可”。恋爱“只是生活的一部分”，结婚“是恋爱的继续”，而“绝不是恋爱的结束”，因而“单凭夫权与男权的力量，把自己的妻子拟为独占品、玩具”，无异是“丧了恋爱”。

（5）莫湮的《今日中国的妇女问题与民主主义》[发表于《妇女生活》（1937 年，4 卷 11 期），收录于《陈修良文集》]。

有些人“有意地把怎样做主妇，怎样生育孩子，以及穿长旗袍、烫头发等问题当作目前的妇女问题”。还有一些人认为“妇女问题只是单纯的男女不平等问题”，而主张“打倒男子”。目前有绝大多数女性被“幽禁在厨房与高楼”，或者被当作“人肉”贩卖，还有变相地买卖“结婚”。妇女问题是“政治、经济上地位的卑低”的社会问题，“与整个社会改革、民族解放运动的任务”连接的。同时，如果“没有妇女大众参加”，民族革命运动的胜利就没有可能性。只有实行民主主义，才可以保障妇女“自由参加社会活动”，并“获得社会上工作的平等”。

（6）莫湮的《妇女在抗战中的基本任务》[发表于《妇女生活》（1937 年，5 卷 2 期），收录于《陈修良文集》]。

妇女在抗战中的任务是：①和男子一起，动员与组织广大民众，参加抗战；②训练与唤醒落后的女同胞；③援助前方作战的将士；④协助政府改善民众的生活与维持地方的安全；⑤增产战时国内的必需生产品。我们虽然“出身、家庭职业环境”不同，加上有“政治的偏见、党派的对歧”，但要“在拯救祖国的危机任务下团结起来”，并且“在团结中，千万不要忘记了民主的原则”“应当力争言语、结社、出版的自由，设法改善在饥饿线上的人民生活，切实地执行中山先生民治、民享的政治主张！”“为了巩固民众的抗敌决心，首先第一步，我们要为民主与自由而斗争”“动员广大的妇女群众，为一致的民主权利而奋斗”“我们的宣传不要太政治化了”，要“适合他们的生活条件组织起来”。

（7）莫湮的《已婚妇女应当从事职业的理由及其解决办法》[发表于《现世界》（1937 年，1 卷 10 期）][18]。

“已婚妇女应当从事职业”，是因为“社会如摈绝了女性于职业门外，这不但是陷妇女于悲惨的境地，亦是社会发展的一个重大障碍”“抚养儿童问题应该怎样解决？……儿童公育问题已经不是什么一种空想了”。因此，“对于妇女康健应该怎样保护？……要求国家保护产妇的康健，创立完全的设备和免费的产科医院。……法律订定职业妇女产前产后一定休养的时间，在休养期间内照常给予每月应得的薪俸”。另外，“家庭内的劳作由谁来处理？……最好……交与社会来担任……就是公共的食堂等”。

（8）莫湮的《我国妇女职业问题的检讨》[发表于《东方杂志》（1937 年，34 卷 11 期）]。

“30 年来，因为女子职业问题没有好好地解决，所以男女平等的主张，是永远地变成了不能实现的空谈”。有人认为“首先必需发展女子教育”“女子的职业问题所以不能解决的原因，只是女子的能力问题”。其实存在女子教育“谁来主办发展”“目的又应是什么”以及“大部分妇女显然没有平等享受教育的机会”等问题，“责任决不能由女子自己来负责”。“女性不能达到职业自由”的原因，除“家庭束缚”和“旧道德势力”外，有“从外国剽窃了一些最时髦的理论……夸张与尊敬女性对生育治家的伟大”等问题。国家应当“允许女性得有自由参加生产建设的机会”“改革妇女在法律上和政治上的地位”“设法减轻妇女对于家务与子女儿童的负担”，当然，“需要妇女自身的挣扎”。

(9) 莫湮的《妇女怎样认识抗战与怎样参加抗战》[发表于《东方杂志、妇女与家庭》(1938年，35卷1期)]。

中国妇女现在的“不自由、无知、贫困”是“国家沦为殖民地后”更为加重的，所以，“没有真正的民族解放，中国的妇女，是不可得着彻底解放”。在上海抗战中“许多妇女都非常积极地要求做抗战工作”，但“她们不知道往哪里去与做些什么”。第一，“不论在里弄里、学校、机关、商店、工厂”，救国工作就可开展，但有些妇女往往瞧不起“落后群众”，也发生“前方主义”。第二，青年妇女发生“能力不够，与政治理论认识欠缺的感觉”，因此“救亡团体所办的各种政治训练班往往挤满着女生”，但“不必专门侧重学救亡理论”，要学的不是“空洞的理论”，而是“直接有关的知识与技能”，应当“不断地在实践中去学习”。

上述陈修良的性别观，有助于克服我们现在仍然面临的性别问题，可说是非常宝贵的。其实，陈修良所持的性别观并不只是她一个人的见解。《上海妇女》的主编与不少撰稿人也曾对“新贤妻良母”角色表示反对，并号召女性“成为职业妇女，获得与男子平等的地位”。《上海妇女》发刊词明确指出：“妇女们不必把终生宝贵的时光与精力消磨在为母为妻的特殊职务上，而也像男子们一样地可以专心献身于社会国家的事业”。《上海妇女》还刊登了《妇女所要求的民主精神》一文，提出了四个方面的要求：在家庭里，抵制“男人至上”；在学校里，“男女教员应该受到同样的待遇”；在机关与各职业部门，进退职员“不以男女来分”；在工厂，“女工的工资，不该低于男工”，等等[19]。

4．中共在抗战时期的妇女观

为了进一步了解陈修良性别观的特点，有必要对中共在抗战时期的妇女观进行整理。由此，可查明在陈修良与中共的性别观之间有何冲突与摩擦。这是本小节的主要内容。

1937年9月，延安中共中央公布了《妇女工作大纲》，要求妇女工作坚持统一战线的方针。之后，在1938年5月的庐山妇女谈话会上，邓颖超与孟庆树提交了意见：“抗战大时代的中国妇女……要接替男子，把后方生产、锄奸、教养子女、料理家务的责任担负起来……要以她们对这些问题的态度，来判断她们是否是贤妻良母，是否是中华的好女儿。”

继而，在1939年3月由中共中央妇女工作委员会提出的《关于目前妇女运动的方针和任务的指示信》中，发出如此号召：“我们不空口反对贤妻良母的口号，而应做新的解释，应创造无数抗日革命的模范妻子（贤妻）、模范母亲（良母）以至于模范女儿、媳妇、婆婆，等等”。而在同年7月，王明在延安中国女子大学开学典礼上发表演说时，如此表示：“在个人生活家庭生活方面，也应当是新时代的新女性”“她们是新时代的新贤妻、新良母、新孝女的模范”[20]。

这种要求妇女在献身于社会的同时，还要做一个“新贤妻良母”的性别观，不只较多地存在于国民党方面的女性中，中共方面的男性也有人持这种观点，而共产党方面的女性则对此持反对态度[21]。中共以前虽曾承认过自己党派女性的立场，但至此时期，才正式提出不同于此前的性别观，而这就与陈修良以及不少上海知识女性所寻求的妇女解放理念产生摩擦。如本节第二小节所述，上海妇女界的密接网络可认为是统一战线的成果，妇女能够从中取得宝贵收获。虽然如此，统战政策也许原本就包含着两面性，党派与女性之间在性别观上的见解分歧于此时期便浮现了出来[22]。

参考文献及注释

[1] 相关文献有：

① 陈修良．孙冶方革命生涯六十年．北京：知识出版社，1984.

② 陈修良．潘汉年非凡的一生．上海：上海社会科学院出版社，1989.

[2] 相关文献有：

① 姜沛南，沙尚之编．陈修良文集．上海：上海社会科学院出版社，1999.

② 马福龙，沈忆琴主编．沙文汉、陈修良年谱．上海：上海社会科学院出版社，2007.

③ 陈修良撰述、唐宝林编．拒绝奴性：中共秘密南京市委书记陈修良传．香港：中和出版有限公司，2012（以下略称《拒绝奴性》）.

④ 陈修良的传记另有：王旭烽．主义之花．浙江：浙江摄影出版社，2011：101-119.

沙文汉（1908—1964）原为中华人民共和国浙江省省长，1932 年与陈修良结婚，1957 年被划为右派，1982 年恢复名誉。

[3] 华东师范大学中国当代史研究中心编．中国当代民间史料集刊 15—18 陈修良工作笔记（1945 年至 1958 年 2 月）．上海：东方出版中心，2015—2016（以下略称《工作笔记》）.

[4] 相关文献有：

① 马福龙，沈忆琴主编．沙文汉、陈修良年谱．上海：上海社会科学院出版社，2007：17-18，83-84.

② 陈修良撰述，唐宝林编．拒绝奴性：中共秘密南京市委书记陈修良传．香港：中和出版有限公司，2012：118-119.

③ 杨国光．周恩来秘会佐尔格．// 苏智良主编．佐尔格在中国的秘密使命．上海：上海社会科学院出版社，2014.

④1975 年，日本著名作家武田泰淳发表《月明，笛と风がきこえる》。该作品描写了日本的中国文学研究会“同人”竹内好、冈崎俊夫和武田与中国留学生在 1934 年夏天的一段交流，其中就有以沙文汉和陈修良为模特的剧中人物“陈”和“陈夫人”。作品里，以武田为模特的“菊池”称赞说：“陈夫人是女豪杰。”关于此作品，日本明治大学郭伟讲师在博士论文《武田泰淳研究》（日本国会图书馆藏）的第一部第一章中有详细考察。

[5] 相关文献有：

① 马福龙，沈忆琴主编．沙文汉、陈修良年谱．上海：上海社会科学院出版社，2007：85.

② 陈修良撰述，唐宝林编．拒绝奴性：中共秘密南京市委书记陈修良传．香港：中和出版有限公司，2012：121-122.

③《妇女生活》于 1935 年 7 月在上海创刊，由沈兹九主编，后于 1937 年迁到内地，1941 年停办。

[6] 陈修良以抗战为主题的文章，基本上主张共产党对于抗战的观点，如有：

① 莫湮．绥东危机的深刻化与民族危机的扩大化．中学生，1936，（68）：11-24.

② 莫湮．中国问题：拯救华北的危机：投降还是反抗．时代论坛，1936，1（6）：282-284，286.

③ 葛罩．几个重要国际问题的分析．真理，1938，（9）：162-168.

④ 葛罩．论两种工作方式：从“三八”与“三一二”纪念运动中学得的教训．真理，1938，（11）：219-223（收录于《陈修良文集》）.

⑤ 葛罩．国民党临时代表大会的意义及我们的任务．真理，1938，（12）：251-256.

⑥ 莫湮．目前上海学生反汪运动的检讨．党的生活，1939，（7）（收录于《陈修良文集》）.

可参照：中共上海市委党史资料征集委员会、革命报刊资料丛编第 1 辑：< 真理 >（1937.12—1938.7）．上海：上海市档案馆，出版年不详。该刊还刊登了周恩来和叶剑英等人的文章。

[7] 具体文章有：

① 莫湮．中国问题：非常时财政问题的再检讨．时代论坛，1936，1（3）：133-136，144.

② 莫湮．中国问题：“华北经济提携”与“调整中日关系”．时代论坛，1936，1（11）：521-524.

③ 莫湮．从日本的经济危机来观察日本内部矛盾的展开．时论，1936，1（1）：10-13.

④ 莫湮．币制改革后的中国经济现状．钱业月报，1936，16（3）：5-10.

⑤ 莫湮．私运问题对于财政的经济的影响．钱业月报，1936，16（5）：31-35.

⑥ 莫湮．殖民地半殖民地经济的一般特质及其危机．现世界，1936，1（5）：272-275.

⑦ 莫湮．列强侵略下的中国经济恐慌．知识与生活（北平），1936，1（5）：222-226.

⑧ 莫湮．世界经济恐慌的现阶段（附表）．东方杂志，1936，33（10）：21-32.

⑨ 莫湮．论广田内阁之使命．中学生，1936，（64）：7-14.

⑩ 莫湮．今日世界经济与中国经济（附表）．钱业月报，1937，17（1）：3-9.

⑪ 莫湮．论对外贸易再出超．钱业月报，1937，17（4）：15-19.

⑫ 莫湮．没收敌人财产的重要性．钱业月报（战时特刊），1937，（3）：5.

⑬ 莫湮．日本侵略财政的估量．钱业月报（战时特刊），1937，（1）：12.

⑭ 莫湮．中国经济的现状．中国农村，1937，3（2）：27-36.

⑮ 莫湮．非常时期的经济政策问题．中国农村 1937，3（5）：9-18（收录于《陈修良文集》）.

⑯ 莫湮．远东集体安全制度问题．自修大学，1937，1（10）：10-13.

⑰ 莫湮．半月论坛：日本国内反战运动的发展．半月，1937，（2）：3.

⑱ 葛覃．御前会议后日本对华政策与中国抗战的形势．真理，1938，（7）：95-100.

据《中文期刊大词典》（北京大学出版社，2000 年），《时代论坛》（1936.4—1936.9，上海：时代论坛社）"是时事刊物，发表国内外最新时事及评论，包括经济、政治、民族解放等方面的内容"；《东方杂志》（1904—1941，1943—1948，上海：东方杂志社）"是大型综合性刊物，包括社论、商务、外交、教育、法令、国内外大事记等，多为评论文章，附有珍贵照片。有丰富的中国近代史资料，对学术研究有参考价值"；《中国农村》（1934—1943？上海：中国农村经济研究会）"是政治经济刊物，研究战时乡村生产问题，拥护抗日统一战线，讨论战时乡村救亡工作。发表了不少名人文章，其中有徐特立、董必武、薛暮桥、孙治方、梁漱溟等人的文章"。

[8] 莫湮．抗战中的民生问题．上海：光明书局，1937.

同样重视民众生活和统一战线的主张也见于注释［6］之④⑤.

[9] 相关文献有：

① 莫湮．半月话题：日本内阁的更迭．妇女生活，1937，4（11）：18-19.

② 莫湮．苏联的"肃反""清党"运动．妇女生活，1937，4（12）：17.

③ 莫湮．半月话题：全国注视下的七君子案在苏开审．妇女生活，1937，4（12）：18（收录于《陈修良文集》）.

④ 莫湮．半月时事：闸北的撤退与保卫大上海．妇女生活，1937，5（4）：20-21（收录于《陈修良文集》）.

⑤ 莫湮．上海妇女在抗战中的动态．世界知识、妇女生活、中华公论、国民周刊战时联合旬刊，1937，（3）：92-93.

另外还有如下文章：

① 莫湮．半月话题：圣农园事件的感想．妇女生活，1937，4（11）：19.

② 莫湮．半月时事：保卫我们的华北．妇女生活，1937，5（1）：10.

③ 莫湮．半月时事：危机重重的华北．妇女生活，1937，5（2）：11-12（收录于《陈修良文集》）.

④ 莫湮．半月时事：英国对华北问题态度．妇女生活，1937，5（2）：12.

⑤ 莫湮．半月时事：我们所望于太平洋会议的．妇女生活，1937，5（2）：22.

⑥ 莫湮．半月时事：南北战局的形势．妇女生活，1937，5（3）：22-23.

⑦ 莫湮．半月时事：九国公约会议的前夕．妇女生活，1937，5（4）：20（收录于《陈修良文集》）.

⑧ 莫湮．半月时事：在转机中的华北抗战形势．妇女生活，1937，5（4）：21.

⑨ 莫湮．半月时事：太原上海陷落后的抗战新形势．妇女生活，1937，5（5）：18-19（收录于《陈修良文集》）.

⑩ 莫湮．学习马德里妇女的精神．战时妇女，1938，（11）：4.

[10] 本节除参考了与陈修良有关的资料之外，还参照了《中共上海党史大事记（1919—1949）》（知识出版社，1988 年）、《中国共产党上海市组织史资料（1920.8—1987.10）》（上海人民出版社，1981 年）、刘晓《上海地下党恢复和重建前后》（《党史资料丛刊》1，1979 年）等资料。而关于妇委的取消，在注释［2］《拒绝奴性》136 页中的说法是："1938 年春，中共江苏省委讨论妇委工作时，考虑到妇委工作与其他工作委员会的工作对象有重叠，决定取消妇委的组织，成立一个妇女支部，由陈修良领导，支部书记是赵先。这个支部包括一些无所归属的妇女组织。"但是，在陈修良的《抗战初期江苏省委妇委的组织及活动》（收录于注释［2］《陈修良文集》，原载《江苏妇运史资料》1985 年 11 月）一文中，则表示时间为 1939 年上半年。

[11] 陈修良．刘晓同志领导白区工作的回忆（一）．档案与史学，1997，(2)．
对于抗战时期上海的妇女界，另可参照注释［10］《抗战初期江苏省委妇委的组织及活动》。

[12] 上海妇女界救国会也称上海妇女救国联合会，略称妇救会。它成立于 1935 年 12 月，是上海最早成立的救亡团体，对全国妇救会及上海各界救国会的成立起到了推动性的作用。

[13] 彭子冈．三月的巨浪．妇女生活，1936，2（3）：84-90.

[14] 朱文央．一年来的上海妇女界．上海妇女，1938，1（6）：7-8.
关于"妇女参加制宪运动"，1936 年 5 月国民政府公布《中华民国宪法草案》（简称《五五宪草》），准备于 1937 年召开制宪国民大会，因此，妇女界纷纷向会议提出妇女名额要求，并在南京举行全国妇女代表大会。相关论述可参照：
① 陈三井主编．近代中国妇女运动史．台湾：近代中国出版社，2000：387-400.
② 郑永福，吕美颐．中国妇女通史・民国卷．杭州：杭州出版社，2010：407-412.

[15] 可参照：
① 中华全国妇女联合会．中国妇女运动史．北京：春秋出版社，1989：436-441.
② 上海市妇联妇运史编纂委员会．上海妇女运动史（1919—1949）．上海：上海人民出版社，1990.
③《上海妇女》编纂委员会．上海妇女志．上海：上海社会科学出版社，2000：200

[16] 关于《上海妇女》，可参见：江上幸子．从《上海妇女》看女性市民网络与党派．//"改革开放与妇女 / 性别史研究"国际学术研讨会论文．上海师范大学，2018 年 12 月 8 日。日文版：江上幸子．"孤岛"期の《上海妇女》志に见る女性市民ネットワークと党派．中国女性史研究，2019，(28)：1-18.

[17] 可参照注释［14］的 ①② 和注释［15］的 ②③，等等。

[18]《现世界》1-10、12 的"妇女界"栏以"已婚妇女应否从事职业？"为题进行征文。除莫湮之外，尚征集到潘仰尧、张宗麟、章绳以、谈社英、黄寄萍、王里、姜平、罗琼、钰锋、羣蜂、杨卫玉和于文的文章，以及"妇女问题座谈会"的记录。其中，除一部分人如杨卫玉主张"不妨害家庭责任之下应该从事相当的职业"之外，大部分的意见则是"不论结婚妇女和未婚妇女，都应该不断地争取职业和继续职业"。

[19] 本社同人．妇女所要求的民主精神．上海妇女，1939，3（10）：1.
更详细可参照注释［16］。

[20] 可参见中共中央委员会组织部《妇女工作大纲》（1937 年 9 月），邓颖超、孟庆树《我们对于妇女工作的意见》（1938 年 5 月 18 日），中共中央妇女运动委员会《关于目前妇女运动的方针和任务的指示信》（1939 年 3 月 3 日）以及王明《中国女子大学开学典礼上做报告》（1939 年 7 月）。上述文章均收入：中国妇女运动历史资料（1937—1945）．北京：中国妇女出版社，1991.

[21] 参照江上幸子．中国の贤妻良母思想と"モダンガール"：1930 年代中期の"女は家に归れ"论争から．//東アジアの国民国家形成とジェンダー．东京：青木书店，2007。部分收录于：江上幸子等著．探索丁玲：日本女性研究者论集．台北：人间出版社，2017.

[22] 关于中共性别观的如此变化，目前尚未明确其背景，不知是否与中共妇女政策在延安整风中的甚大转变有关，对此可参照：江上幸子．从《中国妇女》看抗战时期中国共产党的妇女运动及其方针转变．// 探索丁玲：日本女性研究者论集．台北：人间出版社，2017.

“性育本是娱乐的一种”

——张竞生《美的人生观》中所表达的性教育观

韩英红

1921 年 10 月，北京大学校长蔡元培先生签署第 220 号北京大学正式聘书，“敬聘张竞生为本校教授”，自此张竞生受聘在北京大学任哲学教授。哲学系安排张竞生讲授伦理学、唯实派和孔德的社会学等课程，后来他又开设了行为论和行为论史等。作为民国三大海归博士之一，初到北京大学的张竞生雄心勃勃，渴望在这个舞台上实现他改革教育、改良社会、塑造国民的雄心壮志。他一边关注和思考北京大学教育中存在的问题，一边收集资料，认真备课，全身心投入教学与科研，讲授的许多课程深受学生欢迎。按照北京大学惯例，教授需要为担任的课程编写讲义。《美的人生观》（1924 年 5 月印发）就是他编写的讲义之一，从 1925 年全国发行到 1927 年，重印达七次之多。

蔡元培招聘张竞生的主要目的是讲授美学课程。蔡元培先生一贯重视美学教育，美学、美育造诣颇深。他提出的“以美育代宗教”的著名美学命题，在中国近代教育史和美学史上占有重要地位。以“中华民国”首任教育总长和北京大学校长的身份，他不仅将艺术与美育纳入北京大学教育系统，而且将美育第一次写进了国家教育方针，并亲自操刀讲授美学。但在蔡先生讲授了十几次课之后，因足疾不得不住院治疗，而哲学系暂时又无人愿意承担，美学教学不得不中途停止。张竞生此时应聘来北京大学讲授美学，客观上是救了蔡先生的急。在张竞生于北京大学任教的 1921 年 10 月到 1926 年 6 月间，他开设的最重要的一门课是“行为论”（伦理学的旧称）。他主要的美学观点和思想大部分是围绕“行为论”阐发的。以“行为论”为中心，他计划出版六部著作，其中三部具有“批评与破坏之性质”，主要用以说明传统学说的不可靠性。另外三部是“为建设与实行上的研究”，即《美的人生观》《从人类生命、历史及社会进化上看出美的实现之步骤》和《美的社会组织法》。他希望以“美的人生观”救治丑陋与卑劣的人生观。《美的人生观》一书是他最为看重、也是他在中国近代美学史上影响最大的一部著作。

美的人生观是什么？张竞生认为，美的人生观是由不同要素按照一定方式组织起来的有机整体，是具有结构性、层次性、变动性和开放性的实在系统。“就其系统的横面排列起来则有八项如下：美的衣食住、美的体育、美的职业、美的科学、美的艺术、美的性育、美的娱乐、美的人生观”“衣食住、体育、职业、科学、艺术、性育、娱乐七项，不外是用来创造与组织这个整个美的人生观的一种材料，而美的人生观，乃这七项共同奔赴的独一无二之目的。”[1] 美的人生观的构成材料在次序上有先有后，“以美的衣食住为生命储力的起始”“美的性育与娱乐为生命发展的依归”以及“美的人生观一项为一切美的总结束”。美的性育既是美的人生观的构成要素，也是性教育的目标。

韩英红，北京大学医学人文学院。

一、“性育本是娱乐的一种”

“因性育不过是娱乐的一种”，张竞生将性育与娱乐合并为一类，放在《美的人生观》的第一章第四节，并以“美的性育、美的娱乐”为标题进行讨论。

个体的生命延续和群体的持续发展都离不开性。如果性及性相关出现问题，无论对个人还是社会、对男性还是女性影响都很大。例如，一旦人们的性观念、性意识长期停留于“食色，性也”的性本能阶段，缺乏获取性知识的渠道，不洁、羞耻和神秘等错误的性观念与性知识就会长期存在，势必给人们的婚恋及社会进步带来消极影响。张竞生定位于“美的性育与娱乐为生命发展的依归”，并由此出发，提出“性育不过是娱乐的一种”。不要说在20世纪初，就是在21世纪的今天，这一观念与传统的性观念也相差甚远，具有振聋发聩的作用。因其直截了当而令众人目瞪口呆，难以理解和接受，甚至有人对其大加鞭笞。张竞生意在矫正传统的错误观念，使人们意识到“性育”是生命延续、社会存在与发展的必要条件，不应该带有羞耻感和负罪感，反而应该怀有神圣感和优美感。性就像登山、散步和游戏等娱乐活动一样简单快乐，没有那么神秘，既可为也可谈，既平常又有趣。然而，张竞生所谓的娱乐既不是坐食无事的闲荡，也不是“妓女和嫖客的性欲消费”，它具备两个特征：“第一，娱乐是一种至有用的扩张力，不是一种无谓的消费力”“第二，娱乐乃一种有益的工作，不是一种奢华的消费”[1]。他认为，“人类的扩张力有五种：起于职业、科学、艺术，次为性育与娱乐，第三为美的思想，第四为情、知、志的发展，到宇宙观，则为最后一件了”[1]。这五种扩张力，综合起来则为一个整体，共同的目标是探求如何达到“至美”，即“用力少而收效大”。

张竞生认为生命来源于两个细胞的结合，自身的“能力”（energy）极其渺小，它需要从外在环境中不断汲取“物力”（在他看来世界是由物力合成的，分为三项——自然力、心理力和社会力），然后转化为生命所需要的“储力”，即物质和能量，再扩张于外部环境发挥作用成为“现力”。人们因“生理与心理运用上不相同”，“储力”扩张为“现力”的方式与结果也存在极大差异。比如终日吃喝无所事事的闲人，只是用来维持体温；妓女和嫖客等则仅是“用作性欲的消费”；工人和农民等用的是体力；科学家和艺术家等用的是脑力和心力。与前两者相比，工人、农民、科学家和艺术家尚可视为善用“储力”的人，但是真正善用其能力的人“莫如组织家与创造人”。因为这类人的生理结构就像一部“理想机器”，能够将自身的“储力”最大限度地扩张为“现力”。他们的心灵能够组织和调节外在环境，使环境能够提供给“储力”扩张为“现力”“最顺利的机会和最丰足与最协调的材料”。“组织家与创造人”同普通人的区别，“仅在善用其能力与不能善用之间而已”[1]。他所说的“组织家与创造人”实质是指树立了美的人生观的人。

人类的扩张力概括起来有五类，分别是：职业、科学、艺术，性育及娱乐，美的思想，情、知、志，宇宙观。性育与娱乐同属第二类扩张力。强健的身体里往往充满着许多能量，性是身体内积存的能量之一。能量如果没有通畅的渠道散发出去，必会在体内纠结、冲突、碰撞（性冲动），人随之变得焦躁不安、心神不宁，自然会影响个人的身心健康，甚至诱发不良行为而危害社会，造成物质和能量的极大浪费。他认为排泄物质和能量的最佳方法是娱乐，因为娱乐可以有效地调节体内各种能量的方向和大小，使它们沿着职业、科学和艺术等积极的方向扩张出去，所以，娱乐是有用的扩张力，不是无谓的消费力。同时，娱乐又是一种有益的工作，就如同采茶姑娘唱山歌、登山挑夫喊号子一样，既可增加体力，又可活跃心理、振奋精神，使工作愉快地完成，因而“用力少而收效大”，因此，“用力少而收效大”是张竞生美的人生观的共同目标，即“至美”。他倡导人们要在工作中体验到身心和谐，品味到情感乐趣，努力达到“工作即娱乐，娱乐即工作；行为即娱乐，娱乐即行为"[1]的境界。以娱乐即"至美"的态度和方法对待生活和工作，就是要乐活、乐为，而不是懒活、怠工。性育与娱乐作为第二类扩张力，还能够把体内的物质和能量最大限度地发挥出来上升为美的思想，如影响深远、千古不朽的诗篇、作品和理论等，就是体内物质和能量沿正确方向最充分发挥的实例。相反，如果单纯为某种功利目的与需求去生活和做事，例如，学生为分数而上课，教师为生存而授课，将学习当任务，将职业当谋生的手段，在学习、工作和生活中必然缺乏热情和乐趣，不仅学习任务难以完成，工作难以称职，个人也难以称心如意，结果只能是"用力多而收效小"。这种以实用为目的的学习和工作态度既缺乏娱乐精神，也不符合美的人生观要求。

由此可见，具备以上两个特征的娱乐，指的是精神和身体双重愉快的完美契合，实质上是一种美感（经验）。他说："由娱乐而有精神的愉快，由精神的愉快而后精神上才能产生极大的功能与极美的成绩。由娱乐而得身体的痛快，由身体的痛快，而后物质上的使用才能得到恰好的位置与出息的丰多。故娱乐是使精神与物质的本身上得到最美丽的享用，和精神及物质出息上得到'用力少而收效大'的功能。"[1]这段关于娱乐的论述表达了两个意思：首先，娱乐中包含着"愉快感"，而这种"愉快感"不是纯粹的生理快感，它只有在人的生理、心理和精神处于和谐状态时才能形成，即"使精神与物质的本身上得到最美丽的享用"，说到底这是一种"娱乐精神"，它可以不借助外部刺激而产生。德国美学家狄尔泰（Wilhelm Dilthey，1833—1911）称之为生命经验（lived experience），或者叫生命经历和生命体验。它是以生命作为载体参与学习、工作和生活，从而获得自身价值的完整实现，从中理解到的是生命存在的意义，所以往往会终生追求。单纯的生理需求得到满足时产生的快感是暂时的，就像肚子饿了要吃饭，嘴巴渴了要喝水，这是一个被动的过程，离开外部刺激则难以产生。其次，娱乐是自由的。张竞生不赞成以功利化的态度对待职业、科学和艺术，主张工作和生活中的娱乐化方式即游戏的方式。德国美学家席勒（Johann Christoph Friedrich von Schiller，1759—1805）曾分析说，人只有在自由的时候才游戏，人只有在游戏的时候才自由。获得自由经验的人，从生命的分裂中，从日常的沉沦与无趣中，回归于生命整体和生命本真，实现了肉体与精神、人与自然、人与社会、人与自身的和谐统一。处于这种娱乐状态的人是自足的、圆满的，如同游戏中的人既是参与者又是观赏者，在参与中观赏自身并体验到生命的意义。这种自由类似于康德（Immanuel Kant，1724—1804）所说的"无目的的合目的性"，孔子（公元前551—公元前479）所说的"从心所欲，不逾矩"。这是知、情、意融合为一体的完整人的存在，是人之所以为人的高峰体验。

张竞生在《美的人生观》中列出了四类美的娱乐方法。除性育外，他还概括了三类：一类是野外运动、散步、旅行和冒险，另一类是艺术上的游戏，第三类是社会上的娱乐。它们的作用分别是锻炼身体，增长知识，提高团体层面的兴趣生活（如俱乐部作用等），以及培养群体的同情心。性育因"在娱乐中占了特别的位置"，所以单独列出一个标题加以讨论。这"特别的位置"就在于使"性力""变为最有出息的功效"。具体表现在两个方面："一是做极少的交媾，并且要使交媾时变肉欲的快乐为精神的受用。二是利用性欲的精力为一切思想上、艺术上，及行为上的发展。"[1]这是检验美的性育与否的标准。"性力"一词来源于奥地利精神病医生、心理学的精神分析学派创始人弗洛依德（Sigmund Freud，1856—1939）提出的"力比多"（libido）概念。从张竞生有关性和性育的论述中，不难见到弗洛依德思想对他的影响。弗洛依德对性的定义超出了人们的惯常理解。他所说的性不是单纯生殖意义上的性，而是泛指一切身体器官的快感，包括性倒错者和儿童的性生活。弗洛依德称其为"力比多"，学界译为"性力"。弗洛伊德认为，力比多是一种本能和力量，是人的心理现象发生的驱动力，它的转化和升华即是文化。张竞生对性力及其转化的解释与“力比多”基本一致，不同之处是把它与娱乐、美结合在一起，并将性力“变为最有出息的功效”，作为检验美的性育的标准。

在张竞生看来，美的性育既超越了人的本能，也超越了科学和哲学，是独具特色的高级阶段，因兼具科学的“究其全”和哲学的“会其通”，因而“用力少而收效大”。所以，美的性育的养成并非一朝一夕之功，需要通过持续不断的学习和教育。他从儿童时期、成年时期、性交的意义和“神交”四个方面论述了这一过程。将这一过程进行归纳可分为两个层次：一是如何“用力少”，二是如何“收效大”。两者相比较，“用力少”只是“旁面”，即“收效大”才是“正面”，所以他更看重“收效大”。

二、“用力少而收效大”的“至美”性育观

“用力少”是张竞生美的性育的应有之义。他认为只受欲望支配或者只为传宗接代而发生的性交是“禽兽式的”，因为它用力多而收效小。如何做到“用力少”？他提出要确定男女“性交”的适当年龄，并教育人们节制性行为。性教育是循序渐进的过程，要依据人们成长的不同时期、生理和心理的不同特点，采取不同的方法进行不同内容的教育。

儿童时期，适合采用形象生动的教育方式，消除儿童在性别差异上的陌生感和神秘感，尤其要让他们知道不能过早发生性行为。让儿童不分男女“经常在一起玩耍、游戏”，增加了解和接触，“以养成一种兄弟姐妹的亲爱”，避免男女由于人为隔离、授受不亲而产生愚昧和错误的性观念、性心思和性行为。儿童天真活泼、情窦未开，理解力相对较弱，对其进行性教育时适宜采取类比的方法。如可以从一朵花入手，向他们演示什么是雌蕊和雄蕊，它们的构造及意义，告诉他们男女性器官就像雌蕊和雄蕊一样。花蕊成熟时产生花粉，人成年后有精液与卵子。植物的两种花粉合成后产生果子，人的精子与卵子结合就生出胎儿。如果花蕊无花粉或花粉未成熟时就互相接触，花蕊会枯萎，花朵就大受损害。“这个好似男女太早结婚，或太早交媾一样，能使人有衰弱病死的危险。”[1]通过这种教育与引导，儿童就较容易理解性交为什么必须等到最合适的时期，而不能过早发生。

张竞生认为，“一到成年，男女的情窦初开，实为危险的时期了”。[1]青年时期是性最容易出现各类问题的危险时期，已经被生理学、心理学和医学等所证明。这一年龄段的人荷尔蒙分泌旺盛，但心智发育不够成熟，如果性（欲）冲动像禽兽一样（张竞生语）单纯地受生物性支配，就会给人的身心带来巨大伤害。这个时期的性教育，首先要让青少年了解和把握两个关系：一是生殖器的构造与生理的关系。让他们了解生殖器的构造尚未完全成熟，还不合适性交；同时精力尚未满足，身体尚待发育。若纵一时之性欲，势必在人的生理功能方面留下祸患。二是性交的意义与精神的关系。通过教育，一方面让青年男女去除性的神秘感，知道性交是极其普通的事情；另一方面让他们明白两性恋爱的快乐不在于肉欲的接触，而在于精神上的愉快。他进而指出，只是在理论上讲如何不能过早、过多地发生性行为，难免会激发人们的好奇心，或者产生逆反心理，不能有效地克制住性（欲）冲动，“故至好的方法乃在事实的制裁”，即提供一些切实可行的办法，帮助“性力”发泄、转化和升华。张竞生认为可以从两个方面着手：一是通过参加运动、操（锻）练及社会服务等，利用“性力”做一些有益的事情，同时还可劳其筋骨，锻炼身体，使人的体力和精力有所发泄，可以减免性欲的困扰。二是通过刻苦钻研功课、艺术和科学等，使“性力”转化和升华，“自然能把妄念消灭于无何有之乡”。白天忙忙碌碌，身体疲乏，精神上有追求、有寄托，夜里倒头就睡，也就没有时间和精力“胡思乱想”了。

张竞生认为男女性交的时期越晚越好。因为“愈能迟缓其生殖器的接触，愈能增进男女彼此浪漫的才思，热烈的情怀。但彼此的相识上愈早愈好，男女社交愈多与愈公开愈佳。”[1]张竞生认为大约男性30岁和女性20岁是发生性行为的成熟时期，但是男女之间的相识、相处和交往则要早一些。不仅儿童时期就要在一起嬉戏和玩耍，增加彼此的熟悉感，而且成年后的“社交愈多与愈公开愈佳”。男女之间交往得越多越久，彼此了解得就越广越深，同时，交往的范围越大越公开，可供彼此挑选婚恋对象的空间也就越大，男女面临的竞争也越强烈，客观上可以促进男女从外貌、仪表到性情、品德和精神等全方位的提升，使人不仅作为肉体更是作为灵魂而存在。男女之间的“彼此结合纯为一些高尚的条件：或爱其美德，或慕其品性，或重其智识，或悦其技能”[1]。条件相当，两情相悦，美满的婚姻才成为可能。过去婚恋中片面追求肉欲满足，或贪图势利、父母之命、媒妁之言或传宗接代等所谓的条件，则自然而然地被抛弃。因为“彼此结合纯为一些高尚的条件”，男女双方只有按照对方的要求不断改善自身条件，才能保留住爱情。张竞生将其称为“爱的创造”，即要时时刻刻去创造和提高美德、品性、智识和技能等条件。随着条件的变化，在“爱的创造”中，情爱自然得到不断进化，他称之为“爱的进化”。他认为由于世人不懂得“爱的创造”与“爱的进化”的“真义”，所以对他的这一观点存在不同程度的误解。

爱情的有条件论是张竞生的一贯主张。1923年4月29日的《晨报副刊》曾发表过他的《爱情的定则与陈淑君女士事的研究》。文中他提出爱情的四项定则为：爱情是有条件的，爱情是可比较的，爱情是可变迁的，夫妻为朋友的一种。爱情是生理、心理和社会各种因素相互作用的复杂现象。他的爱情是有条件的、条件是不断变化的观点固然有合理性成分，但进而认为爱情全受条件的支配，只要不断“创造”条件使爱情得到“进化”，就能保证爱情的永恒，得到整个心灵与身体的快感，则显得过于简单化和理想化，况且历史与现实中反例诸多，受到质疑和诟病也在情理之中。

三、追求以人的情感满意度为中心的感性幸福

在《美的人生观》中，张竞生强调“美是无间于物质与精神之区别的”。他认为，“物质美”与“精神美”地位相同，均可使人的整个心灵与身体处于巨大的快适之中。由美产生的快感具有超功利性。它不同于生理满足和道德好评带来的快感，不以追求生理和道德的理性幸福为目的，而是更加关注以人的情感满意度为中心的感性幸福。他说：“凡看作兴趣品用的，则一切物皆有益；若看作需要品用的，则一切物皆为负累。”[1]“我所主张的性欲不是‘天’，也不是‘人’，乃是在‘天’‘人’之间！我于一切美的观念都是看灵肉并重的……”[1]那么，美的性育“正面上的妙用”就不是单纯的生理感受和以生育为目的，而要“收获大”。为此，他提出了“神交法”。“用我的‘神交的方法’，即能一方面得到性育的真义，不在其泄精，而在其发泄人身内无穷尽的情愫；另一方面，又能得到男女交媾的使命，不在生小孩，而在其产生出了无穷尽的精神快乐”[1]。“神交法”被周作人等众多学者揶揄、批判和斥责，这也是他被称为“性欲博士”和“性学博士”的重要原因之一（另一个原因是他的《性史1926》及提出的女性的第三种水，此文不赘述）。

撇开他惊世骇俗、故弄玄虚的“神交法”词语，单从他阐述性育的“真义”及男女性交的目的来看，他对性、性育及人性的思考是长期而深入的，并且具有前瞻性和全面性，表现出了他思想的胆识、诚意和见地，隐含着女性在性行为中的平等地位。他指出，女性不应该处于被动的从属地位，更不能只是作为生育工具而存在，应该有主动追求快乐的意识与权利。性和性育是什

么？众说纷纭，至今无人能说得清楚，讲得透彻。在我国它作为一个可以言说的对象存在是较晚的事情，20 世纪 20 年代极少有人愿意、敢于涉足与性有关的问题和领域。流行的观念是男大当婚女大当嫁。“当婚当嫁”的依据何在？被默认为生儿育女、传宗接代，性交只不过是手段而已，结婚是为保证目的和手段的合俗、合规、合法。一旦男女（尤其是女性）不能生育，在家庭、家族乃至社会中就抬不起头，挺不直腰。张竞生拓展了“性交”的意义，认为射精是“极无谓的事情”，在其中是不重要的。因为它范围小、时间短，更何况射精会使人精神疲惫，过于频繁射精则会导致身体病痛甚至死亡，因而用力多而收效小，无法达到美的目的，也不符合美的人生观。而“神交法”与之相反，它符合“用力少而收效大”的“至美”目的。因范围广，时间长，“神交法”精而言之为“意通”。顾名思义，“意通”是指能够传情达意的举止言谈和物品等，用不着身体的“亲密接触”，也可获得性欲的快乐，包括言语、行为和表情等动作，以及琴、棋、书、画等物品。这种“神交法”涉及的范围不只局限于性交，有时不用劳形疲神，避免了射精造成的身心损耗，所以用力少。但它不仅使人得到性欲的快乐，更实现了情感的共通、共鸣与安慰，“发泄人身内无穷尽的情愫”，所以却收效大。他认为“神交法”粗而言之为“情玩的方法”，也就是以感情为基础的娱乐，男女之间只用游戏、玩耍，甚至亲吻和抱腰等方法，也可分享彼此的情感，以得到精神上的满足和快乐。

他认为，男女性交的使命不是生儿育女，推而及之不是传宗接代，“而在其产出了无穷尽的精神快乐”。按照张竞生的理解，男女之间的性交与动物之间的性交存在本质差异，生理欲望的满足不是它唯一的目的，生儿育女也不是其根本目的。他认为，“男女到万不得已而要交媾时，应当看作男女的两个肉体与两个灵魂并合成为一整个的妙用，切不可效那登徒子纯为肉欲的消遣，及效那专为祖宗求多子多孙的中国人无意识的行为”[1]。马克思认为，在其现实性上，人的本质是一切社会关系的总和，将人与其他动物区别开来的特征是人的社会属性。所以包括性行为在内人的所有行为不能单纯从生物因素去思考。张竞生的这一观点在当代仍有进步意义。而且他没有停止对人类的性行为不是什么的追问，更是直接提出人类的性行为是什么：在情感、意志、思想和志趣等基础上的肉体与灵魂的合而为一。这些论述是非常深刻的，但在具体做法上，他却陷入了性的“乌托邦”。他认为，40 岁前的男性和 30 岁前的女性不可以生孩子。对女性来说，孩子的生与养都极其辛苦。十月怀胎非常劳累，期间容易引发妇科等疾病，令身体痛苦不堪。一旦难产，导致死亡的事情也时有发生。女性婚后大多承担相夫教子的责任，数年养育孩子的辛劳，使婚前婚后女性从外貌到脾气和性格差别很大，甚至从美貌少女变成“丑恶的母亲”“情爱不专的伴侣”。对男性而言，虽然免去了十月怀胎之苦，但男性射精是无谓、无聊的事情，又伤身劳神，所以男性最好在 40 岁之前也不要生小孩。为此他还专门介绍了避孕的方法。现在看来，他的这些观点过于理想、简单，而且拘泥于细节，难免陷入空想。

四、“备孕”理念的首倡者

虽然张竞生没有直接使用“备孕”一词，但的确他是最早具有“备孕”理念并明确表达出来的人。他认为生育孩子是人的责任，如果能养育得好，也是父母的乐趣，生养孩子是责任与乐趣的统一。如何能够做到生养得好？他提出生孩子要选择身体等各方面状况最佳的时期，仔细考量自身能力是否能使孩子得到良好的抚养与教育，有计划地决定自己可以生几个孩子。为生孩子而发生的性行为首先应该选择惠风和畅的时节，山清水秀、风景优美的地方。这时男女双方享受的不仅是肉体的快乐，更是精神上和谐，身心与自然和二为一。“如是生的胎儿，不是英雄，便为豪杰。”[1] 如果性行为发生在屋内，则一定要注意屋内环境，保持其美丽清洁。这些提法与我们现在流行的“备孕”观念基本相同。张竞生并非一名医者，却是中国近代史中最先具有“备孕”理念的人，也是明确提出人们应依据家庭的养育能力实行计划生育、优生优育的第一人。他认为这样的性行为“用力少而收效大”。因为这种性交不单是为生理欲望的满足，也不单是为生儿育女，而是为“兴趣而交媾”，超越肉体的快乐而升华为精神的快乐，达到了理性与激情的统一。即使要怀孕生孩子，也极易受孕，这是最为美丽的“交媾法”。

张竞生在《美的人生观》中用不多的篇幅阐述了他“性育本是娱乐的一种”的性教育观。这部著作虽然在全国发行两年左右后重印达七次之多，反响也很大，但总体来说这是一部美学著作。学者更多地从美学角度去解读，其中的性学观点多多少少被忽略了。何况，他在北京大学课堂上开启讲授性学之先河，在公开征集个人性经历的基础上出版《性史 1926》，这两件事情造成的负面影响又不同程度地遮蔽了《美的人生观》中的性及性教育观点。换言之，研究张竞生美学思想的人多关注《美的人生观》，研究他的性学思想的人则更多地关注《性史 1926》。他的“性欲博士”主要由《性史 1926》而来。从本文的论述可以看出，张先生在《美的人生观》中是极力主张控制性欲的，“性欲博士”的称呼显然有失公允（以《性史 1926》如此称呼他也有污名之嫌）。此文对张竞生《美的人生观》中的性教育观进行了粗略的探讨，主要从美学与性学相结合这一新的角度挖掘张先生的性教育观，并不涉及其他著作。在《美的人生观》中，他以“美的性育、美的娱乐”为题，重点阐发了性教育的重要性、性教育的方法、性教育的方向和美的性育等，其中的诸多观点和思想即使放在今天也具有合理性和前瞻性。

《美的人生观》出版距今已有近百年。事实说明今天的性教育依然迫切，应该从娃娃抓起。张竞生无疑给了我们很好的提醒与启示。比如，他明确阐明了性交的目的，也是辨别美的性育的标准，即一是要做极少的性交，并且要使性交时变肉欲的快乐为精神的受用。二是利用性欲的精力在一切思想上、艺术上及行为上进行发展。此标准是生理、心理和社会因素相结合的综合性标准。它不仅仅是肉体的快乐，也不是单纯的生儿育女。虽然婚姻的主要目的是生儿育女的观念在当今社会有所改变，但离张竞生倡导的观点还相去甚远。显而易见，其中也包含着不少猜测、空想甚至是错误的观点和思想，尤其是在具体细节上如男女性行为发生的适宜年龄，就明显带有经验和猜测成分。再比如他在说明美的性育时引入的一个概念：“精变”使性力变为最有出息的功效，一切宏大的事业皆由变相的性力造就，显然不准确，而且很大程度上是主观臆测（有的也是不加分析地借用了弗洛伊德的观点），缺乏科学依据，在正文也进行了粗浅的分析。他在理论和思想上所具有的超前、空想、臆测甚至错误等特点是造成其在中国近代史上被忽视的重要原因。

目前来看，学界对张竞生先生的著作，无论是对他的美学思想还是性学思想，抑或是美学与性学的结合上，从学术方面挖掘得还很不够，还需要我们更深入、系统的探讨。

参考文献

[1] 张竞生．美的人生观．张培忠辑．北京：生活·读书·新知 三联书店，2009：9，10-11，53，101.
[2] 张竞生．性史 1926．北京：世界图书出版公司北京公司，2014：53-60.
[3] 张培忠．文妖与先知．北京：生活·读书·新知 三联书店，2009：5，28，56-59.

新中国性观念的变迁

——马晓年与他的性学事业

李彦昌

中华人民共和国成立七十多年来，性观念经历了翻天覆地的变化。贺萧在探讨上海的娼妓问题与现代性时曾含括新中国成立后至 20 世纪 90 年代的相关议题 [1]。李银河曾广泛而深入地考察过新中国在生育、择偶标准和婚礼等方面的变迁过程 [2-4]。潘绥铭、黄盈盈运用实证的方法对 2000—2015 年间 18 ～ 61 岁群体的性技巧变迁过程做了精细考察 [5]。吴小英认为，新中国性别话语的构成经历了从国家主导到市场导向的变迁过程 [6]。佟新认为，中国的性别社会学需要发展具有中国特色的社会性别实践理论 [7]。这些研究从不同角度丰富了理解新中国的性观念变迁的理论框架和实证基础，但共同忽略了性学家这一特殊研究对象。

从普遍意义上说，性学家的生活经历与普通大众之间存在共性。但作为一个特殊的专业群体，他们的知识背景、性学认知和社会网络等又决定了其有别于社会大众对性观念的认识，而且其性学知识积累的过程本身也是新中国性观念变迁的一个体现。本文以性学家马晓年为研究对象，从一个性学家的视角，运用口述历史的方法，透过马晓年个人的生活经历与性学研究历程，试图考察新中国七十多年来性观念的社会变迁过程。

马晓年，山西汾阳人，1945 年 5 月出生，现为清华大学玉泉医院性医学科主任医师，擅长男女性功能障碍和男性不育的治疗。他是中华医学会男科分会的创始人之一，曾任中国性学会顾问、副理事长，北京性健康教育研究会副会长，第四届中国婚姻家庭研究会理事。近四十年来，马晓年一直从事性医学及性教育工作，致力于两性医学的临床科研。1963 年考入北京医学院 * 医学系，本科毕业后被分配到青海省工作。改革开放后，1979 年考入北京协和医学院 ** 基础所，攻读硕士研究生。1981 年 12 月硕士毕业后赴英国汉丁顿研究中心、利物浦大学临床药理系访学。回国后，他先在国家计生委科学研究所药理室、男性临床研究室工作，从事生殖药理、男性不育与性医学研究。先后完成国家“七五”科研攻关项目和“八五”国家计生委科研项目各一项。“七五”项目“男性精子运动速度测定”获得国家科研成果证书和全国发明展览会金牌奖。后马晓年被调入电子工业部 402 医院 *** 创建性医学科，与院内外其他医生合作开展性治疗药物临床研究和性医学的临床研究，具有丰富的临床实践经验。马晓年著有 70 余部性医学专著和科普书籍，其中《男性学咨询》被收入 20 世纪优秀科普佳作，还编讲了 30 余部性医学与性教育录像片或光盘。马晓年曾长期担任北京电视台《生命、生育、生活》及北京广播电台《今夜私语时》特邀嘉宾，并曾获卫生部科技进步三等奖和全国优秀科普书籍三等奖。

李彦昌，北京大学医学人文学院。

* 1985 年改称北京医科大学，2000 年更名为北京大学医学部。

** 时称中国首都医科大学。“文化大革命”期间，北京协和医学院停办，1979 年 8 月复校后校名改为中国首都医科大学，1985 年改称中国协和医科大学，2007 年 5 月 18 日正式改为现名。

*** 2003 年 4 月 10 日划归清华大学，改称清华大学玉泉医院。

一、性启蒙与性压抑：早期经历（1945—1979）

新中国成立初期，正规性教育普遍缺乏。1951年马晓年入小学，当时男女同班，男女同学也可同桌，但相互之间很少交流。1957年马晓年入北京四中。当时实行男女分校，北京四中只招收男生。在马晓年看来，男女分校的目的是为了让大家更好地学习，而男女合校可能就会不好好念书。至于为什么念不好，他却不知其所以然。他只有国庆之夜在天安门广场联欢、互相观摩演出时，才会有机会与附近女校的学生接触。他由于没有艺术细胞，与女孩交流的机会自然也很少。由于他当时对“性”还比较朦胧，并没有觉得男女分校有什么遗憾，青春期中六年的中学生活就这样“荒芜地”度过。直到后来遇到一位在大学当领导的四中校友对他说：“你是搞性教育的，你是不是觉得当时男女分校对我们的青春是一种严重的摧残？”[8] 听到这话，马晓年感觉有点愕然，但从此启发了他深入地反思。

上高中时的马晓年爱逛书店，但在他的印象中从未留意到书店里售卖有关性教育的书籍。不过当时也并非完全没有获取性知识的途径。他至今还清楚地记得高中每次去西四爱丽理发店时，理发店两扇门上张贴的让他印象深刻的计划生育宣传画。宣传画是男女盆腔生殖器解剖矢状剖面图，虽然当时看不懂，但他出于对人体神秘部位的好奇，还是想看清楚，但作为一个大男孩，心里又生怕别人说三道四，不好意思站在那里盯着一直看，于是每次故意放慢脚步，慢慢推门进去。

1963年马晓年考入北京医学院医学系，学习氛围紧张而忙碌，虽与异性同学接触的机会增多，但马晓年感觉有点儿不太自在。当时学校虽然不许谈恋爱，但对真正“搞对象”的同学并未过多干涉。据马晓年回忆，当时课堂上从未真正讲过什么叫性交，顶多讲到其后果——怀孕。在马晓年大学三年级时，学校发生了一起“未婚先孕”事件。涉事同学是一对即将毕业的学生，后因“生活问题”而被学校召开大会宣布开除。虽然当时大家认为处罚得太严厉，但在那个年代谁也不敢反对。这在同学中产生了强烈震撼。

“文革”爆发后，政治氛围愈发压抑。性是人类的本能，无论如何被遏制、禁锢和否认，仍然会顽强地生存与表现自己。在高度压抑之下，性本能或暗流涌动，或以另一种方式呈现。原本那时大学内谈恋爱的同学很少，但“文革”动乱期间全国高校的正常教学秩序被打乱，学生没书可读，没课可上，结果到医院做人流的大学生反而增多。更让人难受的是，医院内某些妇产科医生对这些同学采取的居高临下和鄙视的态度又给他们带来了二次伤害。马晓年在实习时，曾遇过一女大学生因意外怀孕后去医院做人流的经历。医生先是让她回学校开介绍信，等过两天她拿来盖有某一派印章的介绍信时，医生说必须拿校内两派的介绍信，可是当她把对立两派的介绍信都拿来后，医生又让她的家长陪同才行。经历这一遍遍的折腾后，她在上手术台上忍不住喊疼时，医生又不客气地训斥：“干坏事的时候干什么去了？怎么那时不喊疼呀！”总之，当时未婚先孕绝对是一件大事，做人流者很怕见医生，这也是当时地下医生猖獗的客观原因[8]。

1969年马晓年本科毕业，次年被分配到青海省化隆回族自治县初麻公社工作，一待六年，后转至昂思多公社又待了三年。他起初在村卫生所工作，后调到公社卫生院。当地出门就是山，缺水少电，一片蛮荒。从北京来到青海的马晓年，感觉好像一下子进入另一个世界，发现当地人根本没把性问题当作什么了不起的大事。从公社干部到普通社员，“荤笑话”“黄段子”经常张口就来，内容涉及人类性行为的所有现象。人们在地里干活时常高声唱起情歌，谈起性话题毫无禁忌，甚至男女之间也不顾忌。马晓年当时对这些现象不太理解，也不知道当地人谈论的那些性话题是否真实，但又不敢直接问。直到后来读研究生时，他才得知在青海遇到的情形并非孤例，那些被分配到其他偏远省份的同学也遇到过类似经历。后来马晓年逐渐明白，这些偏远闭塞的地方正因为离“文明社会”较远，所以性压抑也相对较轻 *。

二、步入性学研究：研究生与英国访学阶段（1979—1983）

“文革”结束后，马晓年先在青海医学院“回炉班”进修一年，1979 年考入北京协和医学院计划生育专业硕士研究生，专攻生殖药理。回到城里后，他发现都市里当时公开谈论性话题受到很大的限制，但现实生活中存在性问题的夫妻又实在太多。当时这种状况与在青海的见闻形成鲜明对比，一边是偏僻边远地区自然、开放地谈论性话题，另一边是繁华都市却保守避谈性话题。这种强烈反差在马晓年的内心产生了强烈震撼，促使他深入思考，引发了他对性问题的强烈探究欲。他迫不及待地去学校图书馆查证村民所谈论的话题是否真实。但奇怪的是，目录中查到的相关参考书却在书架上找不到，直到后来，图书馆的一位工作人员在查验了他的图书证并得知他是计划生育专业研究生时，才从一个专门书架上取出的目录中查到那些书籍。马晓年发现在青海时老百姓谈论的那些话题原来书上都有 **。其中最著名的一部是英文版《性医学教科书》。马晓年认为接触到该书是他正式步入性医学研究的标志 ***。

读研期间，马晓年在大街地摊上遇到一本《性的知识》。该书原价 8 分，他花 2 角钱高价从小贩手里买回。当时这本小册子深受群众欢迎，1980 年再版后曾多次重印，至 1981 年 3 月印行 7 次，共 559 万多册 [9]。他后来得知该书初版于 1956 年，当时刘少奇召集国务院文教办公室、卫生部、轻工业部、商业部、外贸部、中共中央宣传部和全国妇联等单位负责人座谈节制生育问题。在讲话中指出，“卫生部门可以编些节育技术指导的小册子” [10]。根据刘少奇的谈话精神，为帮助未婚青年和已婚夫妇“在对待恋爱、结婚和处理性生活方面有正确的认识”，北京协和医院的王文彬、赵志一和谭明勋等人编写了该书。初版内容十分翔实，系统而通俗地介绍性知识，介绍避孕套的戴法，还附有男女生殖器官交合状态时的剖面图等插图以帮助读者理解，是新中国成立后“第一本有关性知识的书籍”，开创了科学、正确普及性知识的先河 [11]。该书受到广大读者的欢迎并传播到国外。初版时印行 180 万册，重庆和广西又印行 16 万册，1957 年 8 月上海卫生出版印行 50 万册，共发行 246 万册。此书多次再版，还翻译成朝鲜文、越南文出版 [12]。反右派运动开始后，《性的知识》被迫改版，删掉部分内容和插图。其中一位作者在“文革”期间因受迫害而自杀。

1981 年 12 月底马晓年研究生毕业，次年 2 月初赴英国进修，先在剑桥大学经历两个多月的外语培训，然后在汉丁顿研究中心进行了为期半年的毒理研究，后转至利物浦大学药学系，从事临床药理专业研究一年。在此期间，马晓年看到了当时国内许多难以查找的资料，第一次看到《素女经》《肉蒲团》等中国古代典籍，发现我国古代对性的研究已经非常深入 ****。“在中国远古时代，人们认为性力和生殖力是一种超自然的力量，他们对性活动所带来的非凡快感及生育能力感到神秘莫测，充满敬畏和崇拜。在他们看来，性器官是庄严而神圣的，因为它代表伟大的创生

* 根据采访录音整理，清华大学玉泉医院，2019 年 4 月 16 日。又见：闫丽新．马晓年与文明一道艰难前行．科技文萃，2005，9：78-80.

** 根据采访录音整理，清华大学玉泉医院，2019 年 4 月 16 日。

*** 根据采访录音整理，清华大学玉泉医院，2019 年 8 月 20 日。

**** 根据采访录音整理，清华大学玉泉医院，2019 年 4 月 16 日。

力量。后来的儒家经典也认为男女两性交合是一种值得崇拜和讴歌的、带有神圣意义的现象，所谓‘天地不交而万物不兴’。”[8] 在英国进修期间，马晓年有意识地搜集这方面资料，努力为将来的研究工作做准备。

进修期间，马晓年遇到了同在英国的一位高中同学。两人在放假期间相约一起去布莱顿天体海滩（Brighton Naturist Beach）游玩。布莱顿天体海滩位于英格兰南部，是英国官方认可的第一个裸体海滩，但游客可选择是否穿衣。马晓年与同学进入天体海滩后，发现人们心态平和，平静地享受大自然，未感到有什么不当之举。两人大开眼界，深受触动。不过马晓年说，正是因为该海滩可以自由选择是否裸体，否则他们不敢进入 *。

1983 年 10 月马晓年访学结束，回国入境时，海关人员将他所携书籍中涉性内容的全部没收，共扣留了十多本，其中包括《人类手册》（*Handbook of Mankind*）。马晓年向海关工作人员辩称该书“没有任何关于性的内容”。工作人员指着一幅裸体男性趴在海滩上日光浴的图片说：“你看看这张图！”马晓年说：“如果这张图有问题，可以把这张图撕掉。”但海关人员说：“如果撕掉图，就把书撕坏了。”最终，好不容易带回的这本书还是被没收了 **。

三、多领域拓展：国家计划生育委员会科学技术研究所工作阶段（1984—1996）

从英国访学回国后，马晓年到国家计划生育委员会科学技术研究所（简称“科研所”）工作，1984 年 5 月正式将户籍从青海调回北京，次年配偶也随同调回。1986 年马晓年被任命为科研所药理室主任。后科研所新设男性临床研究室，马晓年又转入该研究室工作，1992 年晋升副研究员。在科研所工作期间，马晓年在性学研究、性学教育、性学知识普及等多个领域均有发展，展开了一系列相关工作。

马晓年在科研所工作期间，由于当时注重计划生育而轻视生殖服务，男性不育与性医学研究被一些人视为“不务正业”，工作不仅得不到支持，甚至到了“下岗”边缘。幸好从英国访学回国在海关查扣时有一些“漏网”的资料。他白天在科研所搞生殖药理，晚上就翻译研究这些资料。1987 年 12 月他和同学编辑的《男性学咨询》出版。由于他们资历尚浅，主编改由一位专家担任。当时出版社对出版此类书籍非常慎重，以会对青少年产生不良影响为理由，书稿经专家审定后砍掉五六万字。初版印刷 5 万册，很快售罄。出版社收到大量读者来信，批评该书内容不解渴，写得不够充实。后来再版时又从 17 万字增加到 33 万字，主编改为马晓年。第 4 版时主编又改为马晓年、贾孟春两人。2003 年改版为《马大夫谈性健康》系列丛书 ***，共 9 本，有百万余字 ****。

1988 年，马晓年参与编写的《实用男性学》[13] 出版，在此基础上又出版了《实用简明男性学》[14]。自 1993 年起他连续三次成为美国性学委员会（American Board of Sexology）会员 *****，获颁性治疗学家资格证书，是中国大陆当时唯一获此资格的医生。马晓年参与主编的《现代性医学》共 170 万字，获得 1998 年卫生部科技进步三等奖。

随着改革开放的深入，国内对性话题渐趋宽容。新颁布的《婚姻法》将感情因素置于举足轻

---

* 根据采访录音整理，清华大学玉泉医院，2019 年 4 月 16 日，2019 年 8 月 20 日。

** 根据采访录音整理，清华大学玉泉医院，2019 年 8 月 20 日。

*** 该丛书包括《性心理》《不孕不育》《老年性健康》及《青春性保健》等。

**** 根据采访录音整理，清华大学玉泉医院，2019 年 4 月 16 日。

***** 该委员会国际会员仅有 100 人左右。

重的地位，性和谐开始成为夫妻衡量自己婚姻质量的重要标准。独生子女政策使避孕和流产成为常态，冲击了传统的“唯生殖论”，性的目的也随之从生儿育女扩展到性快乐。吴阶平等编译的《性医学》[15]、阮芳赋等编著的《性知识手册》[16] 等专业书籍的出版打破了对性知识介绍的禁忌，从而也掀起了群众对性知识的追求。张贤亮的《男人的一半是女人》等大众文学作品问世，开始大胆地在当代文学中描写性，启蒙了一大批年轻人。在这种社会背景下，马晓年开始把精力主要放在性教育和性医学上。1989 年，马晓年等翻译的马斯特斯与约翰逊合著的《人类性反应》中文版出版 [17]。由于当时氛围仍比较紧张，马晓年还经历了一次“涉黄”事件。北京计划生育服务部门在进行计划生育流调时，马晓年顺便添进一张关于中国人性行为抽样调查问卷。问卷刚发下去就被举报涉嫌“黄色”内容，马晓年被罚写检查，说明情况。他解释说自己是在做科研项目。由于领导认为问卷中“爱抚”等词汇不该出现，结果检查未通过 *。

1988 年 10 月中旬，马晓年等在北京组织了全国第一个以“性医学”为主题的培训班 **，培训对象主要是医生。全国各地医生闻讯后，共 260 多人纷纷报名，由于当时接待能力有限，最后只招收了 160 人。讲课时，马晓年利用国外收集的资料，制作了 400 多张幻灯片。讲座结束后，学员们非常感兴趣，都想要。马晓年后来联系北京高教音像出版社，对方建议将图片等内容做成录像，结果成为《性医学教学参考片》。该片分 3 集，片长 9 小时，是国内第一部性教育教学录像带。在很长一段时间内，许多院校在举办相关培训班、进行泌尿科等专科教育，甚至研究生培训时，都放这个片子 ***。

此后，出版社又以此为基础制作了一个大众版本，叫《新婚性指南》。1989 年 5 月出版发行，片长约 2 小时。该录像片需要凭医院介绍信才可购买，大约卖了 200 多套。由于售出后就难以控制，有人将片子复制后到火车站候车室和录像厅放映赚钱。随即，该片被人当作“黄毒”举报到相关部门。当时虽未明确定性，但后来发生的事情证明“后果很严重”。1991 年亚洲性学会成立大会要在香港召开，马晓年计划携此片参加。在单位组织的审片会上，虽然受邀专家一致叫好，但领导说他搞乱七八糟的东西，结果香港的会未能成行。后来出版社根据指示删掉不少敏感镜头，补了一些风景花鸟画面，但 1992 年北京市音像管理处仍下文称该片“有不妥之处”，要求停发和收回。但两年后，北京中山公园放映该片，并收 10 块钱一张票。演出方还把马晓年的名字删掉，说该片是联合国提供的最新资料 ****。

从 1994 年起，马晓年因“不务正业”，单位决定不再聘任。但就在这一年，在开罗召开的国际人口与发展大会将计划生育和生殖健康的内容写入其行动纲领，计划生育和生殖健康问题引起社会科学、医学及有关国际机构和政府部门的广泛关注。我国政府对生殖健康尤其是男性健康也极为重视，在 1994 年 6 月提出了适合我国国情的生殖健康规划，认为计划生育要向生殖健康服务转型。

四、“性医学 +”：玉泉医院性医学科工作时期（1996 年至今）

1996 年，马晓年借一个偶然的机会，正式调入清华大学玉泉医院，并在此一直工作至今。

* 根据采访录音整理，清华大学玉泉医院，2019 年 8 月 20 日。

** 1988 年 5 月，潘绥铭曾组织一个性科学培训班，参加人员较为多元，不仅为医生。

*** 根据采访录音整理，清华大学玉泉医院，2019 年 8 月 20 日。

**** 根据采访录音整理，清华大学玉泉医院，2019 年 8 月 20 日。

这一时期，马晓年在性学领域的工作更加丰富，在实际从事性医学临床工作的基础上，开始涉及性学研究、性知识普及、性文物展览、参与中国性学会建设等多个方面。1999 年获国务院颁发的政府特殊津贴。

在医院领导的支持下，马晓年在国内正规医院中较早成立了“性医学科”，正式从事性医学临床工作。2001 年获得首都医学发展科研基金项目 20 万元经费，支持建设性医学特色专科。马晓年每周二上午出门诊，病人虽然不多，但坚持至今，已诊治病人 2.6 万多例。2005 年，马晓年在接受《健康报》记者闫丽新的采访时，欣慰地说：“原来在科研所哪能见到这么多病人，看的病人多了，自己的业务水平有了明显提高，我这一步走对了。”[8] 更让马晓年欣慰的是，其工作能得到病人的认可，赢得他们的信任。社会上有些人说医院里涉“性”的科室赚钱，但马晓年说他在行医生涯中的两万多例病人中有 1/5 到 1/4 不需要治疗，很多时候只是做做教育指导和心理咨询，诊疗费少得可怜，科室并不赚钱。庆幸的是，医院领导比较支持他的工作。马晓年坦言：“性医学的范围比较窄，包括的疾病也不多，治疗方法、治疗药物基本是国际统一的。它不像外科，发明一种新的手术方法就能称为‘绝活儿’。而性医学方面几乎没有可以称为‘绝活儿’的东西。”[8]

马晓年每年还抽出时间深入学校、部队和乡村做数十场性知识科普讲座。每次从听讲者专注的神态中，他感觉到公众对性知识的渴望。自 1993 年起，他将性教育与计算机技术相结合，完成了性教育电脑咨询专家系统全文检索软件的开发，并于 1994 年通过国家计生委科研鉴定，后由国家计生委办公厅向系统内推荐，1996 年又开发成功了多媒体版。自 1998 年起，他把性教育搬上互联网，开辟了个人主页，并开设了网上咨询。

在工作之余，马晓年把性学研究当成爱好，不断收集相关藏品。从 2003 年开始，马晓年利用自己的藏品开办性文化艺术展。2003 年 10 月 27 日，北京首场性文化展览在北京石景山区计划生育中心开展，包括春宫画卷、瓷雕、石雕、挂件和装饰品等在内的 700 多件展品均为马晓年个人收藏，全面展示了中国古代的性器官崇拜、生殖崇拜和古代性教育等。当时，这一展览引起多方媒体的关注。但由于展览主办方怕造成不良的社会后果，原定举办一周的展览当天下午即被叫停。原因是有些文物已达到定级标准，公展的程序不足，当时尚不允许个人展出文物。次年经过充分准备，改称“性与生殖健康科普展”重新开展，计生系统组织各单位来参观。在连续展出九年之后，因石景山区计生委办公楼加层并重新装修，停展一年。重新开展后，无论从展品内容还是装修设计都更富有吸引力，并成为北京市科普教育基地。卫生部与国家计生委合并后，石景山区计生委不再保留单独的办公楼，展览于 2015 年停办。

目前，马晓年在以前积累的“计算机 + 性教育”经验的基础上，正在筹划“互联网 + 性文化艺术展”，计划以 APP 的方式上线，目的是“弘扬性文明，普及性教育，提高性素质，享有性健康”，让大众生活得更加性福。在拟写的展览序言中，马晓年认为“两性文化艺术展览就是我们所推崇的性健康教育、性和谐保障的重要措施之一”。这也是人们“美好生活需要”的重要内容。

马晓年还积极推动与参加性学相关学术团体的建设，在中华医学会男科学会的成立过程中发挥了重要作用。1988 年 10 月与陆仁康、江鱼等人共同起草报告，申请在中华医学会内成立性医学分会。由于时机尚不成熟，只得先成立男性学组。1991 年春男性学组在中华医学会泌尿外科年会上正式成立，郭应禄任组长，马晓年等 10 人为委员。为适应国际上学科发展的趋势，1993 年内分泌学会男科学组和泌尿外科学会男性学组决定联合申请成立男性学会，两年后更名为男科学会。马晓年曾任男科学会的第一届委员兼秘书，后又被选为第二届常委。中国性学会性医学专业委员会与中华医学会男科分会专业相近，联系密切。中国性学会性医学专业委员会主任委员一般是中华医学会男科分会副主任委员或常委，两者成员相互交叉。2002 年马晓年被选为中国性学会性医学专业委员会主任委员，并连任两届。2008 年马晓年又被选为中国性学会第四届副理事长，2013 年获得连任。

马晓年积极与国外展开性学学术交流。2004 年，应德国拜耳公司的邀请，参加了 5 月 6 日至 12 日在旧金山召开的国际泌尿外科医生年会。会议结束后，应邀在哈佛大学费正清东亚研究中心做了《中国古代性文化和当代性教育》报告。然后参观了心仪已久的旧金山高级性学研究院和旧金山婚姻登记处，翻阅了同性恋婚姻登记簿。5 月 16 日晚从新泽西抵达波士顿机场后，在入住小旅店途中，马晓年在坎布里奇市政厅前广场上遇到当地同性恋者的一次盛大集会。马晓年在旅店安顿好后，与负责接待的哈佛大学医学人类学博士后张跃宏赶回市政厅前，亲眼目睹了那些同性恋人充满无限喜悦的欢呼和盛大的庆典。马晓年看到他（她）们欢天喜地的样子，激动万分，感到比自己当年结婚时还高兴。

2005 年 11 月，马晓年赴加拿大蒙特利尔参加世界性学会第 17 届年会。之后转辗来到世界闻名的美国“金赛性学、性别和生殖研究所”，进行为期两天的学术访问。该研究所位于印第安纳州首府印第安纳波利斯市西南约 200 公里的布卢明顿，设有阅览室、期刊室、图书馆、书库、档案库、影像资料库、艺术馆和研究室。除此之外，还有一些库房设在其他楼宇。在担任该所图书馆馆长的访美学者周炼红博士的协助下，马晓年得以有幸目睹了该所的丰富馆藏。

五、结语

本文以性学家马晓年作为研究对象，运用个案研究与口述历史的方法，通过回顾马晓年大夫的人生历程，再现了新中国成立以来性观念的变迁，特别是在改革开放前后的变化与复杂状况。改革开放前的性学空间虽然是压抑的、有限的，但从计划生育宣传画对一个青年学生的启蒙，到大学时期校园内“未婚先孕”事件，以及医院内实习时遇到的女大学生人流经历，不难发现性作为人类本能在压抑下的另一种呈现状态。

改革开放后，随着社会的转型，性观念也逐步发生变化，社会对性的容忍度大幅提高，这也是马晓年能够从事性学研究工作、开设“性医学科”、举办性文物收藏与展览的重要社会基础与前提。但是从海关查禁《人类学手册》到性展览的停办，从性行为调查问卷被查处到性教育录像带的封禁，我们看到性观念的内在张力持续存在，社会对性的争议从未消失，性的边界仍在拉锯中不断变动。

参考文献

[1]（美）贺萧．危险的愉悦：20 世纪上海的娼妓问题与现代性．韩敏中，盛宁译．南京：江苏人民出版社，2003.

[2] 李银河．妇女、家庭与生育．江苏社会科学，2004，（4）：169-174.

[3] 李银河．婚礼的变迁．江苏社会科学，2002，（5）：73-76.

[4] 李银河．当代中国人的择偶标准．中国社会科学，1989，（4）：61-74.

[5] 黄盈盈，潘绥铭．中国人的性技巧之变——21 世纪全国 18 ～ 61 岁总人口四次随机抽样调查的实证分析．中国性科学，2016，25（11）：150-154.

[6] Wu Xiaoying. from state dominance to market orientation：the composition and evolution of gender discourse. Soc Scienc in China，2010，31（2）：150-164.

[7] 佟新．性别社会学需要发展具有中国特色的社会性别实践理论．妇女研究论丛，2016，(4)：10-11.
[8] 闫丽新．马晓年与文明一道艰难前行．科技文萃，2005，(9)：78-80.
[9] 王文彬，赵志一，谭明勋．性的知识．2 版．北京：人民卫生出版社，1981：封底．
[10] 刘崇文，陈绍畴．刘少奇年谱（1898—1969）．北京：中央文献出版社，1996：329.
[11] 董珊，王进鑫．大学生性健康教程．成都：四川科学技术出版社，2008：50.
[12] 王文彬，赵志一，谭明勋．性的知识．3 版．北京：科学普及出版社，1957：序．
[13] 天津科学技术出版社．实用男性学．天津：天津科学技术出版社，1988.
[14] 吕德滨．黄平治主编．实用简明男性学．哈尔滨：哈尔滨出版社，1988.
[15] 吴阶平编译．性医学．北京：科学技术文献出版社，1984.
[16] 阮芳赋．性知识手册．北京：科学技术文献出版社，1985.
[17]（美）W. 马斯特斯，V. 约翰逊著．人类性反应．马晓年，贾孟春，王介东，等译．北京：知识出版社，1989.

中国城乡家庭中的儿童性别歧视问题研究

唐　琦

一、前言

性别歧视问题广泛地存在于社会与家庭生活中，虽然伴随着生活方式的转变和经济发展水平的提高而有所改进。但是，多位学者仍发现了在我国劳动力市场、社会关系网络及家庭资源分配的各方面所存在的性别歧视现象的证据[1-3]。在我国家庭内部的性别歧视中，不仅存在夫妻双方权利和义务的不平等，还有父母对于子女的差异化对待。不过，随着社会的进步，曾广泛存在的"重男轻女"思想开始逐渐被淡漠。尤其是独生子女政策的施行，也促使大量家庭无法对子女实施差异性对待。

这样的进步得到了许多学者的认可。吴愈晓[4]以中国综合社会调查（Chinese General Social Surgery，CGSS）2008年数据研究了我国城乡家庭中子女所受教育投入的性别差异问题，发现主要的不平等发生在小升初以及初升高的升学机会不平等中，但是在高中升大学中并没有明显的机会差异。并且随着时代进步，年轻群体中的性别差异已大幅度缩小。彭一峰[5]从营养健康状况、认知发展和教育程度等角度出发，分析了当前我国农村地区的儿童性别歧视问题。发现在过去农村女孩的发展状况的确弱于男孩，但是现在这种差距已大幅度缩小。

但是，农村家庭中子女的性别歧视问题仍然值得关注。学者们有充分的证据认为农村女童的发展状况较弱是由于家长对子女的性别歧视所致。王二朋根据中国健康营养调查2006年农村样本的研究发现，性别是农村儿童辍学的重要影响因素，即使女童的学习成绩不低于男童，但仍面临更高的辍学风险[6]。郑筱婷和陆小慧[7]研究了女性所获得人力资本投资与其是否有兄弟是否存在关联这一问题。其研究发现，拥有兄弟的女性的确遭遇了较为严重的教育投入下降的问题，并且在兄弟姐妹多的家庭中这一影响尤为突出。

在过去，兄弟姐妹的增加必然会稀释家庭的有限资源，从而加剧性别不平等。但是在当前普遍存在的独生子女家庭中，拥有单个孩子的家长是否潜意识里仍存在对儿童的性别歧视？并且，在当今的中国家庭中，是否仍存在父母对子女的性别歧视？在这之中，父亲与母亲分别发挥着怎样的作用？为了回答这些问题，本文努力从近期的微观调查数据入手，借助于较大样本的入户调查数据，通过观察不同性别儿童是否受到的差异化待遇，以判断针对儿童的性别歧视的存在与否。此外，本文通过对数据中的儿童的发展和发育状况建立指标，以研究父母的差异性对待为儿童带来的影响，并针对儿童发展状况提出可行的改善建议。

为此，本文使用中国家庭追踪调查（China Family Panel Studies，CFPS）2016年的调查数据展开研究。CFPS数据覆盖25省市，共采集了约16 000户的样本。本文针对儿童样本进行研究，将儿童问卷与成人问卷、家庭问卷所得的数据进行匹配，继而保留父母都在的儿童样本，共得到

唐琦，北京大学医学人文学院。

7701个观察值[*]。其中，农村户口的儿童有4868个，城市户口的儿童有2833个；男孩4095个，女孩3606个，0～5岁儿童2988个，6～10岁儿童2737个，11～15岁儿童1976个。样本中的儿童性别及年龄结构如图1所示。

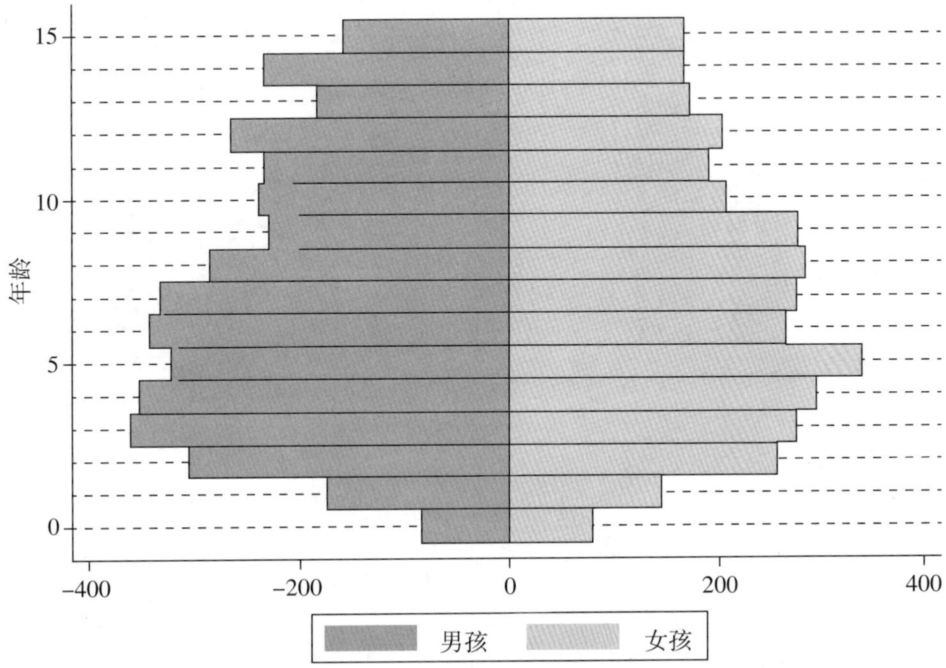

图1　样本中儿童的年龄结构图

儿童性别比是判断儿童是否遭受性别歧视的一个重要指标。根据世界银行的数据，这一比值在2017年的世界平均数值为1.05，其中北美为1.06，欧盟为1.07，东亚与太平洋地区为1.10[**]。由图2可见，儿童整体男女性别比达1.14，其中城市为1.12，农村为1.14。而就年龄段而言，0～5岁儿童的男女性别比为1.15，6～10岁的男女性别比为1.09，11～15岁儿童的男女性别比为1.18。根据我国《2010年第六次全国人口普查有关人口的主要数据》所示，儿童性别比为113.92～121.06。可见至2016年，这一比例已经有所好转，侯佳伟等的研究也表明，中国男女性别比在2008年以后已开始下降[8]，这得益于中国家庭的男孩性别偏好已经有所减弱，但较世界水平仍然较高。这其中必然存在着对儿童性别的人为非自然选择的行为。比如桂江丰和孙红[9]证实，当时北京市流动人口中仍存在着地下B超市场。

对于各省（市、自治区）而言，儿童的性别比例也有较大差异。为了使样本规模保持一定的合理性，观察样本在150份以上省份的儿童性别比例如表1所示。可见，除广西以外，南方省份的比例明显高于北方省份，西部省份的比例也较东部省份略高。

[*] 由于无法准确区分家庭成员的代际关系，因此去掉了男女家长年龄差异在15岁以上以及女性家长与孩子年龄差异在18岁以内和50岁以上的样本，以保障家长与孩子之间为父母与子女的关系。

[**] 世界银行官方网站：https://data.worldbank.org.cn/indicator/SP.POP.0014.MA.ZS?view=chart。

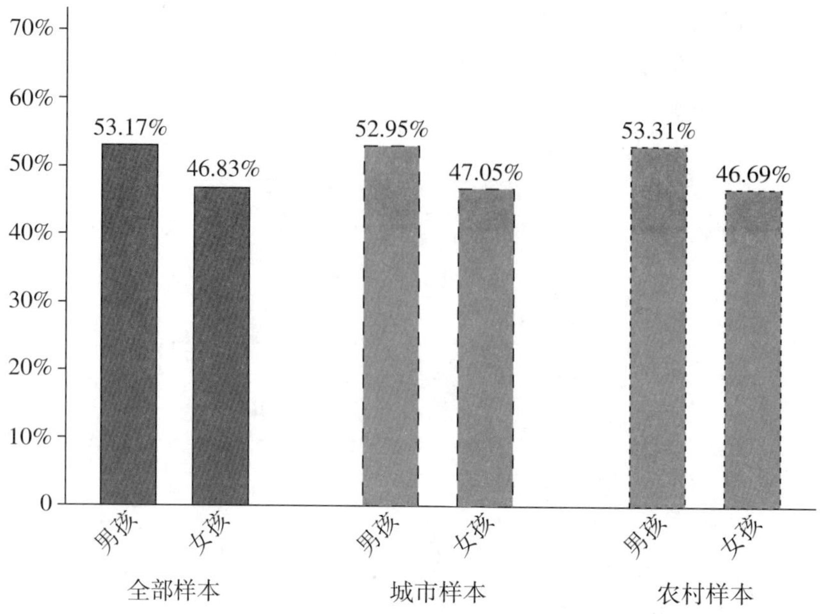

图 2　样本中儿童的性别百分比

表1　样本中各省（市、自治区）儿童的性别比例（男/女）

省份	儿童性别比例	省份	儿童性别比例
山西	50.32%	广西	49.17%
山东	51.12%	广东	55.41%
河南	53.2%	辽宁	55.72%
江西	57.59%	甘肃	53.07%
湖南	55.28%	河北	51.75%
云南	57.07%	上海	56.59%
贵州	54.52%	四川	53.04%

二、儿童性别歧视的基本状况

上文中的男女性别比例在一定程度上反映了城市和农村及不同区域家庭对于儿童性别的偏好，体现了在当前的社会和文化形态中尚存的中国家庭对于儿童的性别歧视。如果说儿童中男女性别比例反映了家庭对于孩子性别选择的倾向性，那么对于已经降生并在成长中的男童与女童是否有差异性对待则更体现了当前我国城乡家庭儿童性别歧视的基本状况。针对这一现象，本文从CFPS调查中挖掘了多个变量进行更为深入的分析，通过父母行为分析其是否因为孩子的性别而产生差异化的行为。事实上，在当前孩子数量较少，尤其是独生子女家庭数量较多的情况下，如果直接询问父母对于孩子是否存在性别歧视，很难得到反映其内心真实想法的回答。只有通过观察其对子女所做各种行为的差异，才能较为准确地体现出基本的性别歧视状况。

首先，本文观察问卷中对于父母所询问的“希望孩子受教育程度”这一问题。如图3可见，整体而言，男孩被父母寄予完成大学及以上教育的比例（77.1%）略高于女孩（76.2%）。这一差异在农村尤为明显，男孩比例达74.2%，但女孩比例为较低的71.8%。不过，在城市中，这一差异却反之。男孩比例（82.2%）低于女孩比例（83.6%）。可见，就对孩子期望的教育程度而言，这一差异较小，甚至城市家长对于女孩获得较高教育水平的期望更高，但从农村家长的调查中则仍体现出对于男孩完成大学教育的更高期待（图3）。

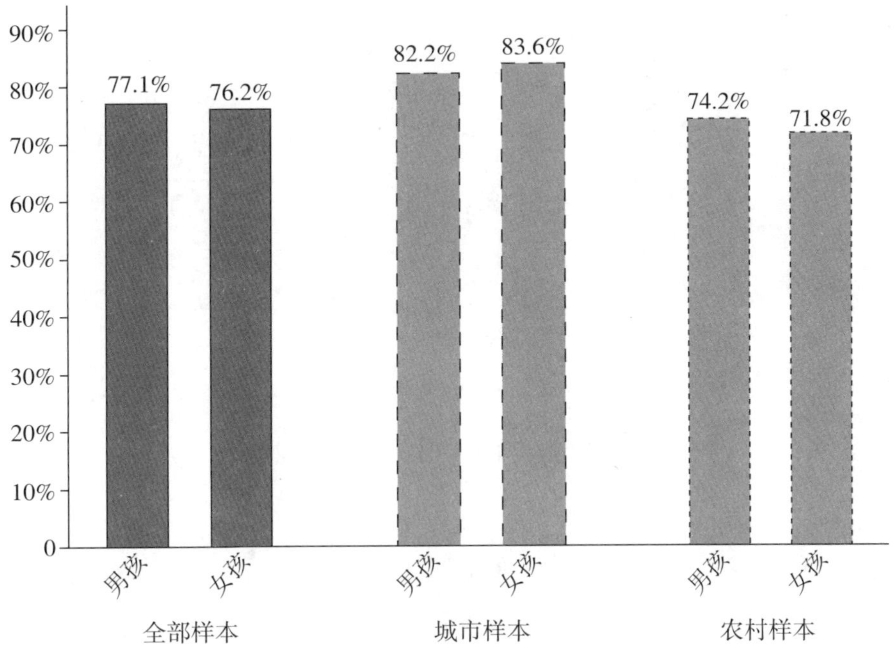

图3　样本中儿童被家长希望接受大学及以上教育的比例

虽然家长对孩子未来受教育程度的期待的性别差异较小，城市家庭甚至对女孩的期望更高，但是当被问及“是否为孩子的教育存钱”这一问题时，家长对于不同性别孩子的差异性对待仍然较为明显。整体而言，15.8%的男孩家长为孩子的教育以专门存钱或者购买了金融产品等方式准备了教育基金，但是仅有13.5%的女孩有这样的待遇。对于城市家庭而言，男孩中这一比例为19.5%，而女孩为17.9%；对于农村家庭，男孩的比例为13.7%，女孩的比例为11%，差距更为悬殊（图4）。可见抛开对孩子接受教育程度期待的主观意识而言，家长在行为上对于不同性别孩子完成教育的支持力度仍然有较大的差异。虽然家长对于孩子未来能够接受的教育程度的性别歧视较少，但是本文依旧可以从其主动的教育储蓄行为中识别出，无论在城市或者农村，都存在着较为严重的性别歧视。

继而，本文观察了父母对于孩子的关心程度这一直接反应父母态度的行为，为此选择了“晚上孩子由谁照管”这一变量。这是因为孩子直接由父亲或者母亲看护，而非祖父母、外祖父母、保姆或者育儿机构等看护。这也在一般情况下体现出父母对于孩子的疼爱程度。由图5的统计可以看出，整体而言，在男孩子中62.7%在晚上是由父母直接看护的，而女孩中这一比例为60.6%。其中，在城市中男孩的这一比例为69.8%，而女孩的这一比例为66.6%，差异明显。在农村中也是如此，男孩的比例为58.6%，女孩为57%。从照料行为而言，无论是城市还是农村，父母对于照顾男孩都更为热心，对于女孩的关心则稍微少一些。

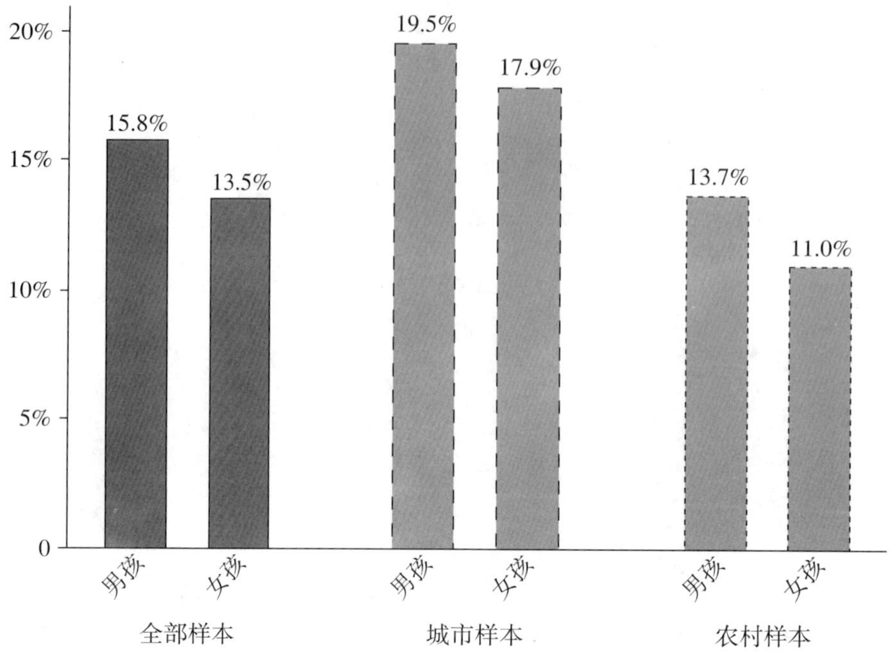

图 4　样本中儿童被准备有教育基金的比例

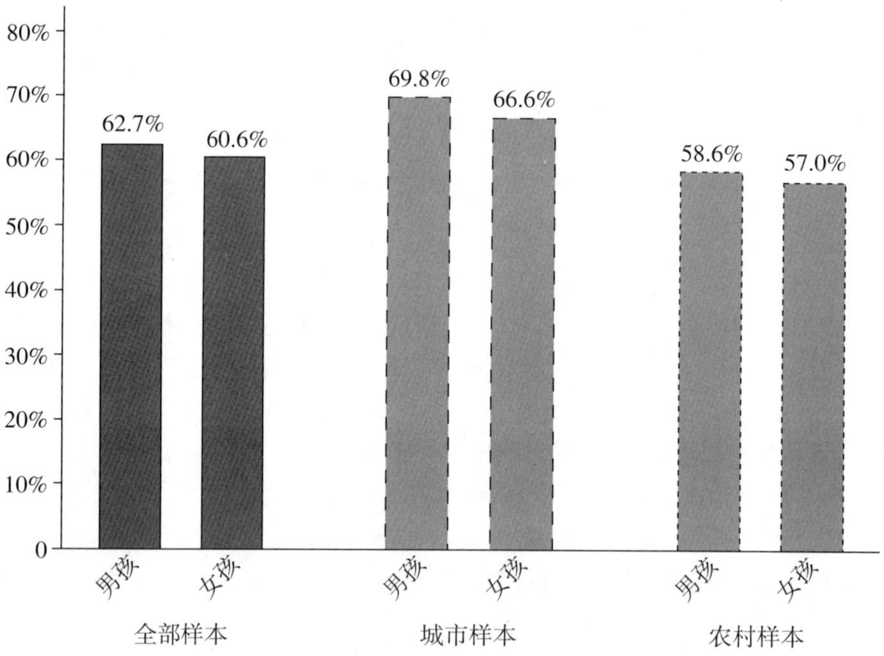

图 5　样本中晚上儿童由父母照顾的比例

另一个本文所关心的指标是父母对于儿童生病时的照料。本文选择了“孩子生病时如何处理”这一问题进行观察。如图 6 所示，本文发现整体而言，男孩在生病时被父母立即找医生的比例为 62.4%，而女孩则略低，为 62%，相差不大。但是具体到城市样本而言，却呈现出较大的差异，其中男孩的这一比例为 58.8%，女孩为 55.2%，差异明显。但是，在农村，不仅整体比例高于城市，而且女孩的比例也高于男孩。这一点是出乎意料的，这也许反映了农村家长对孩子的健康比城市家长更为重视，并且对女孩比男孩更为重视。但是一方面可能是因为农村居民的医疗知识相对匮乏，在孩子生病时家长敢于自行购买药物比例（32.7%）较城市家长（40.4%）更低所致。另一方面也可能因为农村女孩的体质相比男孩较差，因此在生病时更多地需要获得医生的帮助。

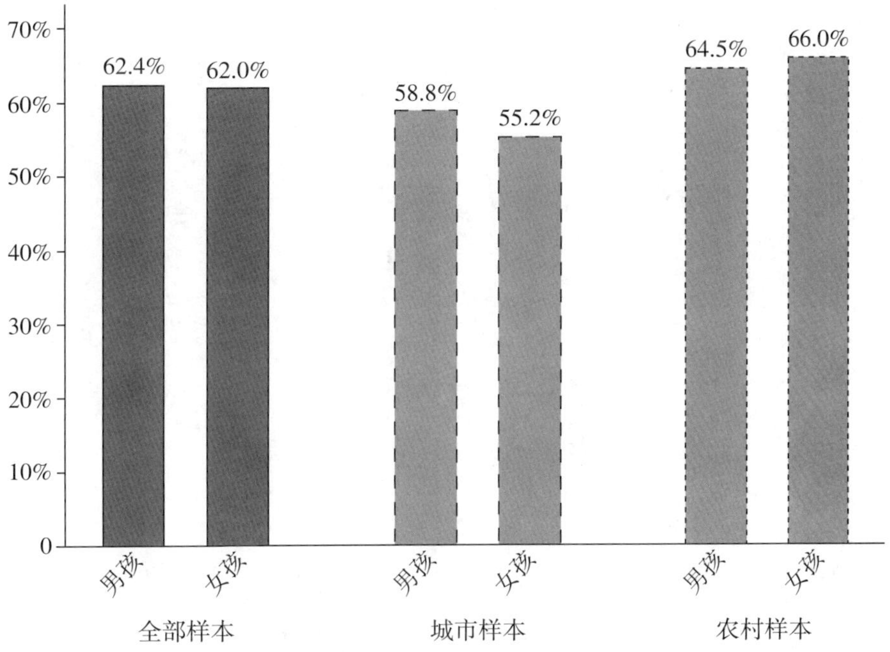

图 6　样本中儿童生病时家长会立即找医生的比例

作为佐证，本文选取了另一个可能会涉及儿童健康的指标，即父母是否抽烟。抽烟行为能够很好地反映出父母对孩子的关心程度，因为这不仅涉及孩子的健康问题，更涉及家庭消费的分配状况。事实上，抽烟的父母表现地更为自私一些，不仅是由于这种自我的行为会损害孩子的健康，更因为香烟这种本可以避免的消费也会侵占对孩子的资源投入。因此，如果父母均不抽烟，则表明这个家庭中对孩子的关心和爱护更多。如图 7 所示，整体而言，男孩的父母均不抽烟的概率为 44.3%，整体高于女孩的父母均不抽烟的概率（42.7%）。在城市家庭中，这一差异相对较小，男孩为 44.3%，而女孩为 43.4%。在农村家庭中则差异相对大一些，男孩为 44.3%，女孩为 42.3%。可见，如果父母主动选择不抽烟，是有意识地保护孩子的健康，并减少自身不必要消费的行为。就这一行为存在的差异性而言，女孩和男孩还是因为性别而遭受了差异性的待遇。

通过上文的统计结果可以发现，涉及父母对儿童关心以及在意程度的行为指标均表现出了家长对于男孩与女孩的差异化照顾。虽然在长期的独生子女政策实施中和当前各类资源不断丰富的社会经济条件下，在当前我国家庭中，女孩与男孩所受的待遇已被认为差异不大。但是在大样本的调查数据中，就社会整体状况而言，女孩所受父母的关爱程度仍比男孩更少，这在所有指标中均有所体现。尤其是在农村中，儿童因为性别所受到的差异化对待往往更为严重，性别歧视问题尚需着力解决。

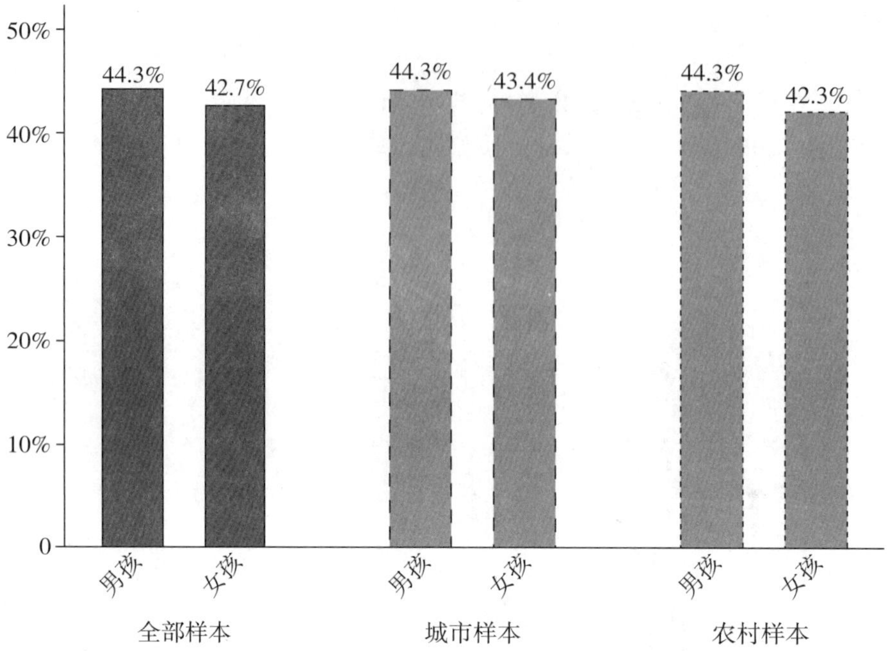

图 7　样本中儿童的父母均不吸烟的比例

三、性别歧视对儿童综合发育状况的影响

从上文的统计数据可见，在我国无论是城市还是农村家庭中，儿童仍然经受着一定的性别歧视。那么这样的差异性待遇是否对儿童的成长带来一定的影响呢？对此，本文需要借助于调查中关于儿童成长状况的变量进行分析。在调查中，访员会通过询问和观察了解儿童的基本状况，并对其进行打分。对于儿童的综合发育状况，最为重要的是其健康程度、智力发育程度和情商高低。对此，调查访员分别对其“健康状况”“智力水平”和“待人接物水平”（一定程度上体现了儿童的情商）进行了观察，并按照从高到低的标准以 1 ～ 7 分进行打分。由于这些分数是访员在调查中进行观察并与其他家庭在同一标准上比较而形成的结果，并非出自儿童的父母及家人之口，因此访员所评判的分数更具备客观公正性。

将上文中所涉及的“儿童被准备有教育基金”“晚上儿童由父母照顾”“儿童生病时家长会立即找医生”“父母均不吸烟”四个变量均设置成为虚拟变量，答案“是”为数值 1，“否”为数值 0。继而将这四个虚拟变量加总，就可以得到一个关于儿童是否被更好地照顾的得分数值。本文称之为“父母关心得分”，其分布在 0 ～ 4 分。得分数值越大，则说明父母对其有更多的关心和照料。对于“父母关心得分”，女孩的平均得分为 1.79 分，男孩的平均得分为 1.85 分（在“女孩得分低于男孩得分”的备择假设下，*T* 检验的 *P* 值为 0.001，显然可以接受备择假设）。继而本文观察变量数值与儿童的综合发展情况之间的关系，从图 8 可以发现，无论是儿童健康状况和智力水平，还是情商水平，均呈现出得分越高则发展水平越高的关系。因此，可以认为，被父母更好地照料的儿童能够获得更好的综合发育状况。

由上文所揭示，无论在城市还是农村，我国家庭中针对儿童的性别歧视在一定程度上都是存在的，男孩比女孩获得了更多的父母的照顾。而由于“父母关心得分”得分越高，则孩子的各

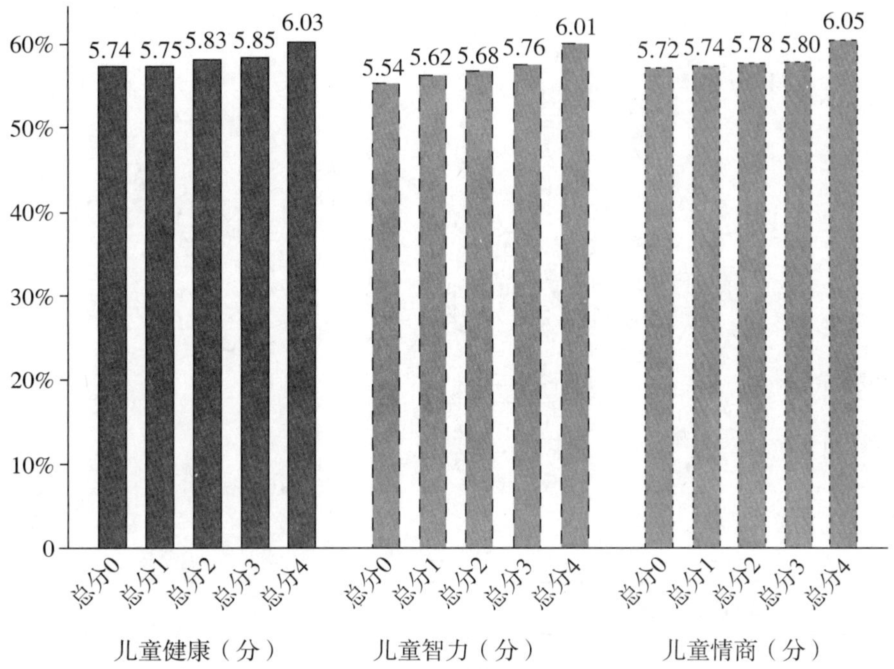

图 8　样本中不同得分儿童的综合发育状况

方面发展状况越好，所以由此男孩与女孩的综合发展水平必然呈现出一定的差异。对此，本文针对不同年龄段的城市和农村儿童，在健康、智力和情商三个维度上均进行了比较。结果如表 2 所示，并且为便于观察，绘制为雷达图（图 9）。

表2　样本中城市及农村男孩和女孩各年龄段的发育状况

发育状况	城市男孩（分）	城市女孩（分）	农村男孩（分）	农村女孩（分）
0 ～ 5 岁健康	6.060	6.017	5.751	5.735
6 ～ 10 岁健康	5.893	5.825	5.822	5.752
11 ～ 15 岁健康	5.960	5.962	5.617	5.586
0 ～ 5 岁智力	5.940	5.930	5.632	5.610
6 ～ 10 岁智力	5.717	5.656	5.700	5.585
11 ～ 15 岁智力	5.823	5.780	5.505	5.502
0 ～ 5 岁情商	5.982	6.025	5.756	5.708
6 ～ 10 岁情商	5.805	5.700	5.776	5.697
11 ～ 15 岁情商	5.909	5.938	5.654	5.601

从表 2 的结果可以发现，城市儿童的发育状况在不同指标上均好于农村儿童，而无论是城市还是农村，男孩的发育状况也基本好于女孩。这一点在图 9 中体现得较为明显。在所有年龄段的健康、智力和情商得分上，城市男孩曲线基本可以包络城市女孩，农村男孩曲线完全包络农村女孩。由于目前尚无证据表明男孩与女孩在健康状况、智力和情商水平上会因为性别差异而天然地

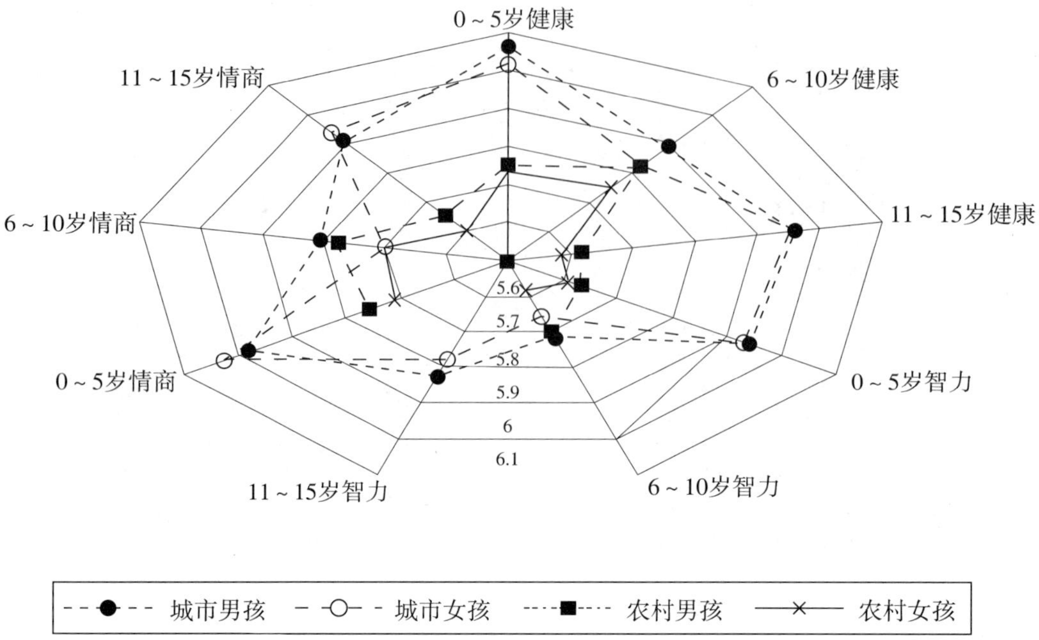

图 9　样本中城市及农村男孩和女孩的各年龄段的发育状况

显示出差异，因此图 9 对于中国样本所表现出的差异，可以认为是儿童遭受性别歧视所带来的发展状况的差异。

在父母中存在的性别歧视问题直接影响了其对于子女的关心行为。这种差异化的对待造成了差异的发育状况。前文中所设置的四个观察变量——“儿童被准备有教育基金”“晚上儿童由父母照顾”“儿童生病时家长会立即找医生”“父母均不吸烟”是家长潜移默化中对子女有所重视和照顾的体现。满足这些指标的家长同样会在问卷所无法观察到的日常行为和生活细节中有更丰富的关心和体贴。营养的满足、疾病的减少和教育的投入对于健康、智力和情商的发育至关重要。大量研究表明，教育的差异直接影响到了儿童的智力状况 [10]，儿童的营养状况直接影响处事能力和学习能力 [11]。这在子女的早期发展中尤为关键 [12]。因此，性别歧视带来的父母行为差异直接引发了女孩和男孩在发育上的差距。而受制于城乡发展差异和中国家庭对于儿童的性别歧视，最后的结果是，城市男孩的综合发育状况好于城市女孩，好于农村男孩，更好于农村女孩。

四、儿童处境的改善途径

通过以上分析，本文通过不同的指标发现，无论是城市还是农村，中国家庭整体中都仍然存在着对于儿童的性别歧视，主要体现为对男孩的关系和照顾相较女孩更多。并且，儿童“父母关心得分”的高低直接影响了其发育状况。因此，如何提高儿童被父母的关心程度，成为改善儿童发育状况及性别歧视的重要途径。

对此，本文通过 OLS 回归，通过其各类家庭特征变量对“父母关心得分”进行回归，以观察不同变量的影响大小及作用方向。本文选取的变量为儿童的“所在家庭的总收入”“父亲是否有工作”“母亲是否有工作”“父亲受教育年限”“母亲受教育年限”“父亲对当前生活的满意程度”“母亲对当前生活的满意程度”“父亲的健康程度”“母亲的健康程度”“是否为独生子女”“是否有异性兄弟姐妹”“是否有爷爷或者奶奶”“是否有外公或者外婆”“是否在城市家庭”，并计入该家庭所在省份的虚拟变量组。通过控制不同变量，所得到的回归结果如表 3 所示。

表3 儿童“父母关心得分”回归方程结果

变量	回归 1	回归 2	回归 3	回归 4	回归 5	回归 6	回归 7
家庭收入	−2.38e−08	−2.46e−08	−2.94e−08	−2.32e−08	−2.23e−08	−2.31e−08	−2.59e−08
	(3.44e−08)	(3.44e−08)	(3.44e−08)	(3.43e−08)	(3.43e−08)	(3.43e−08)	(3.42e−08)
父亲工作		0.0593*	0.0544	0.0644*	0.0560	0.0482	0.0551
		(0.0343)	(0.0342)	(0.0342)	(0.0343)	(0.0344)	(0.0344)
母亲工作		0.0444*	0.0419*	0.0429*	0.0406*	0.0403*	0.0480**
		(0.0231)	(0.0231)	(0.0231)	(0.0231)	(0.0231)	(0.0231)
父亲受教育年限			0.00165	0.00296	0.00315	0.00297	0.00204
			(0.00250)	(0.00251)	(0.00251)	(0.00251)	(0.00252)
母亲受教育年限			0.0112***	0.0113***	0.0106***	0.00941***	0.00750***
			(0.00255)	(0.00254)	(0.00255)	(0.00257)	(0.00261)
父亲生活满意度				−0.0573***	−0.0599***	−0.0576***	−0.0587***
				(0.00811)	(0.00817)	(0.00819)	(0.00819)
母亲生活满意度				0.0193**	0.0190**	0.0205**	0.0206**
				(0.00792)	(0.00799)	(0.00799)	(0.00798)
父亲健康程度					0.0218**	0.0193**	0.0198**
					(0.00924)	(0.00927)	(0.00926)
母亲健康程度					0.0133	0.00993	0.00974
					(0.00896)	(0.00900)	(0.00899)
非独生子					−0.0485	−0.0493*	−0.0429
					(0.0298)	(0.0298)	(0.0298)
有异性兄弟姐妹					0.00135	−0.00404	−0.000684
					(0.0277)	(0.0278)	(0.0277)
有爷爷奶奶						0.0594*	0.0567*
						(0.0339)	(0.0338)
有外公外婆						0.107***	0.102***
						(0.0391)	(0.0390)
城市家庭							0.0953***
							(0.0229)
加入省份虚拟变量	是	是	是	是	是	是	是
截距项	1.773***	1.687***	1.558***	1.667***	1.593***	1.473***	1.424***
	(0.176)	(0.179)	(0.180)	(0.182)	(0.185)	(0.188)	(0.188)
观测值	7701	7701	7701	7701	7701	7701	7701
R^2	0.033	0.034	0.038	0.044	0.046	0.047	0.049

注：***$P < 1\%$，**$P < 5\%$，* $P < 10\%$。

在表 3 的回归中，控制了不同的解释变量作为对比和稳健性检验。在分析中，本文以加入变量最多的回归 7 为准，可以发现，家庭收入的增加无助于提高父母对儿童的关心得分，家庭的经济状况和父母对孩子的关系之间没有显著的关系。这与通常的认知有所不同。在本文的证据中，父母对孩子的关心程度与家庭的富裕程度并不相关。收入的增加固然可以提高家庭对儿童的资源投入总量，有利于其健康成长，但是来自父母的关爱并不受收入的影响，经济条件一般的父母依然可以为子女提供更多的家庭照顾。就父母的工作状况而言，父亲是否有工作对于儿童的被关心程度也没有显著的影响，但是母亲是否有工作会显著地提高家庭对于儿童的关心程度。同样，父亲受教育水平的提高不会改变儿童的被关心程度，但是母亲的受教育年限的增加会显著增加儿童的受关心程度。

而令人深思的是，父亲对生活的满意度提高会显著降低儿童的被关心程度，只有母亲对生活的满意度的提高才会显著增加儿童的被关心程度。这可能是由于家庭中父亲和母亲的效用函数不相同所致，子女的幸福状况较少被纳入父亲的效用函数。因此，父亲的满意度的提高可能是家庭内部资源分配向其倾斜的结果，这必然会损害子女的被关心状况，但是母亲的满意度的提高往往更多地建立在子女快乐的基础之上。这一点也在另外两个变量的回归结果中得到了佐证。父亲的健康程度与儿童的被关心得分呈现显著的正比关系，而母亲健康状况的变动影响不大。这说明，如果父亲的健康程度出现下降，那么子女的被关心程度也会下降，但是如果母亲出现这一问题，则不会影响子女。

事实上，母亲状况的改善与儿童发展以及性别歧视的存在与否有着千丝万缕的联系。一方面，女性状况受制于子女的性别因素，吴晓瑜和李力行[13]通过中国健康营养调查（CHNS）1993—2006 年数据发现，孩子的性别对母亲的家庭地位有明显的影响，尤其是在农村地区。头胎为男孩的女性的营养健康状况更好，且拥有更多的家庭支出决策权。另一方面，母亲的努力能够显著改善子女的发展状况，如刘靖[14]所指出的，女性收入增加对儿童健康的改善产生积极的正向作用，而其照料减少则对儿童健康带来反面影响。

此外，儿童是否是独生子女以及是否有异性的兄弟姐妹其实对其被关心程度都没有显著的影响。可见，在当前物质较为丰富的条件下，父母对子女的资源投入不会因为孩子数量增多而被稀释，同时养育孩子所具有的“规模效应”也防止了这一现象的发生。但是，是否有祖辈对其被父母的关心程度存在着显著的正向影响，其中外祖父母的影响比祖父母还要大一些。这也反映了来自母亲一方的家庭关系对儿童所获得的父母关心照料的影响。最后，城市家庭的儿童的被关心程度显著高于农村儿童。这在当前二元经济仍然存在的社会经济发展状况下是显而易见的。

五、结语

通过对 CFPS 2016 数据的整理，本文研究了中国家庭中普遍存在的父母针对儿童的性别歧视问题。通过对“儿童被准备有教育基金”“晚上儿童由父母照顾”“儿童生病时家长会立即找医生”“父母均不吸烟”等变量的观察，本文发现无论在城市还是农村，父母在行为上对于男孩与女孩均存在差异性的对待。虽然很多家庭只有一个孩子，无法从父母的主观角度出发，比较他们对于男孩或者女孩存在偏爱的状况是否存在。但是，从大样本的微观入户数据的角度入手，所发现的统计上的差异还是反映出，在我国当前的社会习俗和文化理念中，仍然存在着父母因为子女的性别而出现差别对待的现象，家庭对儿童的性别歧视问题依然存在。

本文的统计证据表明，这样的性别歧视对于儿童的成长和发育带来了较大的影响。通过统计结果可见，受父母关心得分越高的儿童在健康状况、智力发育和情商得分中都会得到更高的各项分数。因此，无论是城市还是农村，被父母关心较少的女孩在三个维度上的得分均低于男孩，并且在不同的年龄段中这一结论都成立。由此可见，父母对于儿童的性别歧视造成了女孩的综合发育状况弱于男孩这一问题。并且，受制于城乡发展差异，在儿童综合发育状况中，呈现出了明显的城市男孩高于城市女孩，高于农村男孩，又高于农村女孩的状态。在此之中，农村女孩成为城乡二元经济和性别歧视链中的底层。她们所获得的教育、健康和照料等投入最为稀缺，发展受到了较大限制。因此，对于农村女孩，需要在政策落实和社会扶助中被特别关注。

在明确了父母的关心会明显改进儿童发育状况的前提下，如何增加父母对儿童的关心程度成为了本文最后关心的问题。通过回归分析可以发现，改善这一问题的关键不在于提高家庭的收入总额，而是主要在于提高父母的自身状况，尤其是母亲的发展状况。这是因为，母亲的工作状况、受教育程度、对生活的满意程度，以及外祖父母的存在都会显著地提高孩子的被关心程度。而相比之下，父亲对于生活满意度的提高甚至还能对此产生一定的副作用，说明为了提高其生活满意度而增加的支出行为及资源倾斜现象会对儿童产生一定的“挤出效应”。由此可见，改善儿童被关心程度和性别歧视的关键在于着重保护妇女的权利及地位，改善母亲在社会上和家庭中的工作及生活状况。

参考文献

[1] 李春玲，李实．市场竞争还是性别歧视——收入性别差异扩大趋势及其原因解释．社会学研究，2008，(2)：94-117.

[2] 贺光烨，吴晓刚．市场化、经济发展与中国城市中的性别收入不平等．社会学研究，2015，30 (1)：140-165.

[3] 罗楚亮，滕阳川，李利英．行业结构、性别歧视与性别工资差距．管理世界，2019，35 (8)：58-68.

[4] 吴愈晓．中国城乡居民教育获得的性别差异研究．社会，2012，32 (4)：119-144.

[5] 彭一峰．浅谈我国人力资本的积累——以农村儿童性别歧视为视角．金融经济，2018，(2)：83-84.

[6] 王二朋．性别、家庭财富与不同年龄阶段儿童辍学行为——基于 2006 年中国营养与健康调查数据．南方人口，2011，26 (4)：18-23.

[7] 郑筱婷，陆小慧．有兄弟对女性是好消息吗？——家庭人力资本投资中的性别歧视研究．经济学（季刊），2018，17 (1)：277-298.

[8] 侯佳伟，顾宝昌，张银锋．子女偏好与出生性别比的动态关系：1979—2017. 中国社会科学，2018，(10)：86-101.

[9] 桂江丰，孙红．北京市流动人口“地下 B 超”市场研究 . 人口与发展，2012，18 (2)：106-109.

[10] 栾艳，王小明．家庭教养方式对儿童智力发育影响．中国公共卫生，2015，31 (9)：1126-1128.

[11] 阿比吉特·班纳吉，埃斯特·迪弗洛著．贫穷的本质．2 版．景著译．北京：中信出版集团，2018：38-39.

[12] 刘立刚．早期健康教育与营养干预对儿童营养、体格与智力发育的影响探讨．医药前沿，2017，7 (24)：78-79.

[13] 吴晓瑜，李力行．母以子贵：性别偏好与妇女的家庭地位．经济学（季刊），2011，10 (3)：869-886.

[14] 刘靖．非农就业、母亲照料与儿童健康——来自中国乡村的证据．经济研究，2008，43 (9)：138-151.

女性特殊权益的维护

——以女性主义法学的性别平等观为视角

姬艾佟

社会的进步可以通过女性的社会地位来精确地衡量[1]。女性在社会发展中起的作用举足轻重，对女性群体的重视和权益维护的程度能够展现国家的人权保障力度与文化建设水平。现代的性别平等思潮冲击并矫正了男尊女卑思想，“如摧枯折腐耳”*。如今，性别平等的观念愈发深入人心，女性的生存和发展环境日益优化，其正当权益的维护和法律保障程度不断地提高。在此基础上，人们开始着眼于对女性特殊权益的保护。

一、特殊权益：女性权益的“升阶”维护

1．理念演化：呼唤女性特殊权益

女性权益保护理念与性别平等观念相伴而生，女性主义的知识谱系以特有的法学视角对女性权益观进行架构。19 世纪 70 年代，为了摆脱社会性别对立固化的传统，女性主义反抗性别差异语境下的男权中心主义思维，强调女性自由和权利，兴起了第一次女性主义浪潮，不仅推动了新型性别关系的建构，也带动和影响了性别平等立法，进入了女性权益保护的第一阶段：呼吁平等，争取男女平等的法律地位。

早期女性主义法学追求“结果平等”，立足于使女性获得相对于男性的平等结果。而后，女性主义法学的重点转向“解构平等”，即在差异的基础上寻求平等[2]。随着女性主义法学理论的发展，性别平等法律中的向度不断延展：从简单的呼吁“平等”，强调同等对待开始，经历了强化性别特性、批判“形式平等”的思辨，进而转向女性权益保护的第二阶段——重点关注女性群体的多样性和差异性，从法律规则和法律效果两方面出发，避免共性曲解或者善意偏见下对女性群体造成的“隐性压迫”，致力于实现男女两性真正平等的终极关怀。这种性别平等理念塑造了“女性特殊权益”的保护空间。

2．性别平等：建构女性特殊权益

如今，女性可以平等地享受教育，选择职业，获得劳动报酬，平等地行使政治权利，并拥有更多的机会。至少在理论层面上实现了两性的平等建构，但是这种“平等”不免简单粗糙，没有洞察到平等的真正含义[3]——真正的平等并非“复刻”救济对象相对方的权利样本。在实践中，仍存在着一些矛盾和问题甚至是性别盲区，如女性就业易受偏见和歧视，在劳动力市场竞争中处

姬艾佟，中国政法大学证据科学研究院。

* 出自南朝范晔所著《后汉书·耿弇传》，原句为：“归发突骑，以辚乌合之众，如摧枯折腐耳。”

于不利地位*，女性参政的比例偏低，还有女农民工的医疗保险问题**等。而解决这些问题的关键，是要厘清特殊权益与性别平等的逻辑关系，明确女性特殊权益在性别平等发展中的重要意义。

性别平等原则的落实，既需要尊重性别差异，也需要反对性别歧视和宽容倾斜保护[4]。这包括在社会生活中，女性与男性平等地享有一切权益和机会，即"基本权益"。由于两性之间的生理构造存在差别，加之女性具有生育的特殊社会职责，因此要从法律文本上明确女性特有的与男性不同的权益，即"特殊权益"。以劳动权***为例，在中国的法律语境中，女性基本劳动权利的法律保护包括两个部分：一是平等劳动权。女性享有与男性同等的权利，在就业及劳动中不因性别受歧视，表现为在男女就业和晋升上机会平等，同工同酬。二是特殊劳动保护，例如，必须根据劳动工种和劳动量的负担进行级别区分，在"四期"（经期、孕期、产期和哺乳期）对女性设定特殊权益的保障。

二、维护特殊权益的实践图景：以"月经假"为例

在女性特殊权益的保护领域，笔者选取最具女性生理特征之一的痛经，以经期的特殊保护——"月经假"为例，通过医学和法学的双视角进行分析，阐述女性特殊权益的发展与现实困境。

1．缘何产生：女性生理结构的需要

女性在卵巢的周期性变化时，产生子宫内膜周期性剥落和出血的现象，即为月经。女性在经期会出现一些特殊症状，主要是由于盆腔充血以及前列腺素的作用，会出现下腹及腰骶部下坠不适或子宫收缩痛，即通常所说的痛经。由于痛经辐射的位置不同，严重性因个体差异亦有区别。多数女性在经期常伴有恶心和腹泻等胃肠功能紊乱症状，部分女性因长期痛经甚至会引起焦虑和抑郁情绪，亦有临床研究表明部分患者出现头痛及轻度神经系统不稳定症状[5]。虽然痛经分为原发性痛经和继发性痛经，但经期保健对两者而言同等重要，发生痛经后是否采取正确的措施直接影响女性的生理健康。例如，有的痛经症状可能造成子宫内膜异位症而引发不孕，目前大约三成的不孕是由子宫内膜异位症诱发的[6]。

明确设置处于特殊时期的女性在劳动过程中享有的特殊权益，不仅是为了女性健康安全地参加劳动，更是为其自由与权利的行使提供能动性。

2．如何设置：法律层面的权利赋予

当女性在劳动中因生理原因面临特殊困难时，为了保护女性的劳动自由与生理健康，《中华人民共和国妇女权益保障法》规定了应根据女性的特点，对经期、孕期、产期和哺乳期女性进行

---

* 随着二胎政策的实行，女性因生育二胎出现职业生涯的非自愿中断状况，此时再就业比较困难，亦存在以"四期"保护为借口的转职或降薪酬现象。总之，在就业和晋升的劳动力评价体系中，女性力量素质弱于男性、女性的家庭责任重于男性等"刻板印象"时常出现。

** 关于女农民工医疗保障问题，以产期为例，大多数女农民工难以享受产假待遇，部分女农民工仍需要回户籍地进行孕检。

*** 在我国，除了通过现行《中华人民共和国宪法》第 42 条第一款将劳动权确认为公民的一项基本权利和基本义务外，《中华人民共和国劳动法》第 3 条和《中华人民共和国就业促进法》第 3 条也对劳动权的基本内涵加以界定，形成劳动权保障的规范体系，并进一步强调了劳动权保护的平等性。

特殊保护（第二十六条）。女性特殊权益的保护需求在劳动法视野中尤为突出。《中华人民共和国劳动法》和《中华人民共和国就业促进法》禁止就业性别歧视等，皆是从法律层面确认了女性的特殊权益。而维护女性特殊权益的主要规定集中于行政法规和部门规章，例如，国务院颁布的《女职工劳动保护特别规定》专门规定了“四期”的劳动保护，以列举的方式梳理了经期禁忌从事的劳动范围。《女职工保健工作规定》也涵盖了月经期保健和重度痛经情形下的适当休假制度（第 7 条）。国务院《女职工劳动保护特别规定》（2012 年）实施后，多地陆续将女性的月经假写入本地区的女职工劳动保护办法中，结合当地的实际情况保障女性的特殊权益（表 1），例如，规定用人单位每月提供卫生护理费的最低限额；在经期禁忌从事的劳动之外，针对经期进行连续、长时间的站立或者行走劳动作业的女性，定时、有序地设置“工间休息”；符合条件的女职工既可以申请经期休假，也有权申请单位酌情照顾，减少短期内的工作负荷。

表1　各地对女性经期保护的措施汇总

<table>
<tr><td rowspan="9">经期保护</td><td rowspan="7">用人单位保障义务</td><td rowspan="3">每月发放必要的卫生用品或者卫生护理费</td><td>限定不低于 35 元 / 月，如河南</td></tr>
<tr><td>限定不低于 30 元 / 月，如山西</td></tr>
<tr><td>未规定最低限额，如陕西</td></tr>
<tr><td rowspan="4">不得安排经期禁忌从事的劳动，应当暂时调整为其他工作或者给予公假（1 ～ 2 天）</td><td>不得从事高空作业</td></tr>
<tr><td>不得从事低温、冷水和野外作业</td></tr>
<tr><td>禁止从事第三级以上的体力劳动强度作业</td></tr>
<tr><td>连续 4 小时以上的站立劳动工作，每 2 小时安排 20 分钟工间休息，如宁夏和山东</td></tr>
<tr><td rowspan="2">女职工申请权利</td><td rowspan="2">女职工患重度痛经、月经量过多不能正常工作的，经二级以上医疗机构证明</td><td>用人单位给予休息时间（1 ～ 2 天）</td></tr>
<tr><td>所在单位应酌情予以照顾，如甘肃</td></tr>
</table>

通过对 2015—2019 年间多个省份出台的规范性文件的汇总归纳，可以看出女职工劳动保护的规定是具有层次性的。女职工劳动保护办法在规定了用人单位的保障义务的同时，赋予女职工申请权，以便形成制度层面的良性互动。根据工种的不同，用人单位应当主动避免让经期女性进行高空、低温和高劳动强度作业，主动安排休假或暂时调整岗位任务。女职工患有重度痛经，抑或月经量过多以至于无法正常工作的，只要有符合条件的医生证明，即可向用人单位申请 1 ～ 2 天休息时间。地方性法规中对月经假的性质认定有所不同，有的地区将此类假期定义为“带薪休假”，如广东；另有地区将月经假纳入病假流程，如山东；也有地区直接规定“休假两天，按出勤算”。此外，《中国妇女发展纲要（2010—2020）》等政策性措施和《消除对女性一切形式歧视公约》（The Convention on the Elimination of All Forms of Discrimination against Women，CEDAW）等国际公约的制定为女性特殊权益维护研究的进一步落实提供了指引和方向。

3．实践效果：女性特殊权益维护遇阻

在实际情况下，女性特殊权益的维护存在以下问题。

第一，权利保障难以落实。将月经假写进法规，确实有利于保障女性的特殊权益，但是由于操作规程阙如，因而这项保护难免会令部分用人单位无从下手。一方面，用人单位难以进行均衡的判断，例如，“暂时调离工作岗位”与“休息一至两天”是选择适用，还是“不能调离工作岗位的，应给休假”。另一方面，此项规定对用人单位的义务承担提出了要求，但是并非所有用人单位都具有能够匹配女性诉求的能力，对此有人担心月经假的施行会让女性就业增加难度，引发新一轮的就业歧视[7]。另有观点认为，一旦用人单位未能找到利益平衡点，在条件并不成熟的情况下，月经假流于空谈，落实得少，反倒会演化为“权利伤害”[8]。

第二，权利救济存在困难。在实施月经假之前必先经过推行“月经假”的过程。克服个人的思想障碍固然重要，实现权利救济途径的合理化更加重要。这就需要改变用人单位对此项特殊权益的看法和站位——既不是单纯的批准者，也不是旁观者，而是义务履行者。试想，一名满足“月经假”条件的女性在向单位请假被拒绝之后，要进行权利救济，若面临的是“举报单位未批准月经假”和“引发就业非自愿中断风险”的两难困境，会做何选择。

4．反思动因：特殊权益维护的认识局限

月经假的独特性在于普及面广泛，适用于所有女性。满足法定情形的女性开具医疗证明的，每月可休月经假 1 ～ 2 天。这是保护育龄期女性的一项积极措施，即使工作岗位和生理痛经程度有所不同，但经期保健直接影响女性健康，有痛经经历的女性工作者理应积极行使权益。然而，在“女性经期是否要坚持工作”的调查中，笔者发现女性受访者有痛经情况的占 63.59%，赞同经期坚持工作的有 51.5%，有不少人选择吃止痛药等方式坚持工作。对于绝大多数有痛经情况的女职工来说，坚持工作是常态。如实在难以忍受，也只是以“身体不适”为由请病假。这种情况不禁令人反思：立于权利之门前，为何她们选择不开启？

当前，不少人将痛经误解为经期的正常生理现象，由于缺乏理解和感同身受，会对请假的女性树以偏见。外人的标签化评价会阻碍满足条件的女性行使月经假这项特殊权益。这是对女性经期带薪休假的外在成见。

这种外界认识局限带给女性压力，甚至于无形中转化为“自我成见”。在认为“女性本来就处于就业与职场竞争中偏弱一方”的刻板偏见之下，部分能够满足条件的女性在面对痛经时，或碍于面子羞于出口，或认为应当隐忍以获赞许。以上思维皆是建立于外界评价之上的局限性认识。虽然已经设立了月经假，但是内外的双重成见加重了权利人的思想包袱，令月经假常束之高阁。

三、应对策略：维护女性特殊权益的几点思考

从女性主义法学的视角考量女性特殊权益的保障问题，需要在性别差异和性别平等的价值判断中展开思考；反思相关规定的合理性与正当性；以多样化、差异化和情境化的性别平等理念，建构先进的性别文化，为权利保障的完善创造条件。

1．法律解释：特殊权益的正当性证成

生存权是人权保障的核心权利，劳动权是获得生存能力的前提。女性享有宪法上的平等权，而且我国宪法所言的平等权不是一种形式的平等，其深层次的内在核心价值是一种实质的平等。它通过多种子权利的阐明在劳动领域中得以体现。以就业权为例，它既包含了平等地获得就业机会，也包括在就业期间为了维持正常的工作进展所享有的改善其工作条件的权利。若说前者注重形式平等，后者则是实质平等的体现。在权利义务配置时，将群体差异性因素与法律适用联系起来。因为根本法则的功能特征在于解决宪法本身的合法性问题，并在价值来源和逻辑方法上完成合理性的证成，其主要途径是把以人为本和自由为核心的价值法则转换为政治法则和程序法

则[9]。具体到女性的劳动权，我们应当考虑其与相对应的男性所存在的个体化的因素及差别。在差别的个性化因素的基础上，为其设置权利义务，保障其与男性在从事劳动的过程中获得实质上同等的待遇及保障。即，将基于女性特性而诞生的“女性特殊权益”这一因素纳入高位阶法律的解释范围。笔者认为，可以通过女性特殊权益法律保护的正当性证成，诠释“女性特殊权益”蕴含的性别实质平等价值的概念，解释为高位阶的宪法领域的一部分，将劳动权中对女性的基本劳动权益和特殊权益的保障置于同等重要的层面。基于此，才能从根本上保证整个社会摒弃性别歧视，平等地对待不同性别的公民，真正实现“男女一律平等”的宪法权利。

2．理性对待：性别差异再阐释

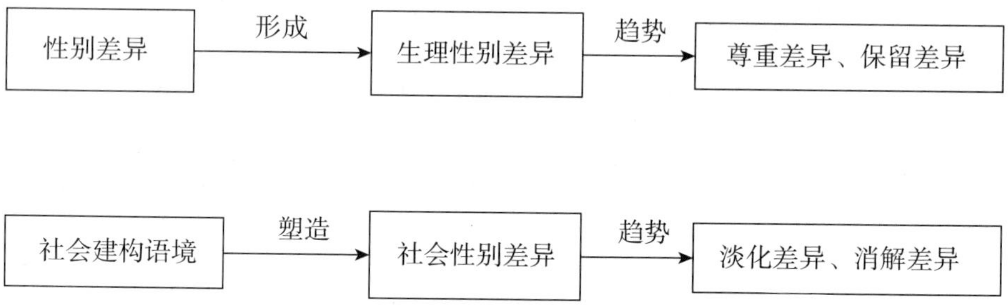

图 1　生理性别差异与社会性别差异的演化趋势

沃斯通克拉夫曾提出，女性与男性之间生来并无智力与能力上的本质差别。生物性固然先规范出了若干事实，但这些事实是受到什么样的诠释，毕竟是由社会根据它自身的目标来决定的[10]。因此，基于性别间生理构造不同而形成的性别差异，并不能推导出性别间实践理性能力的差异。客观存在的生理性别差异本不应当被冠以强或弱的成见，但所处社会建构语境的塑造，往往会形成行动领域的“社会性别差异”，进而延伸至观念领域，引发性别差异的成见，作用于行动领域的权利和地位不平等，形成不良循环。笔者认为，现实镜像下性别不平等的根源，乃是建构出的社会性别差异，而非生理性别差异。对于前者，我们应当淡化差异直至消解。这需要结合本土语境构建先进的性别文化，并通过对性别平等立法理念的阐释和完善保障之。随着女性主义法学的发展，性别平等理论研究的深入，会愈发强调实质化性别平等的探讨，“性别差异”与“性别平等”不是两个完全对立的概念，通过淡化和消解社会性别差异来实现性别平等，通过承认和尊重生理性别差异亦可实现性别平等[11]。

对于生理性别差异，我们应当承认差异，尊重和保留差异。承认生理性别差异，并非助长性别间的不平等，而是基于生理构造的不同，承认和尊重差异的需求。此外，女性主义亦强调关注在女性群体内部的多样性，如需要对留守女童等特殊群体提供卫生用品。笔者认为，先进的性别文化观念提倡正视生理性别差异，强调性别权利意识。如果说弱化社会性别差异旨在消除“外在成见”，营造良好的性别平等环境。那么尊重和保留生理性别差异是强调特殊权益保护的应然性，以及个人维权意识的重要性，消除“自我成见”。立足女性的生理特点，制订保护性措施（例如，孕期和哺乳期女性在就业培训和岗位调整时获得保障的权利），枚举禁止性规定（例如，在经期禁忌从事作业的范围），实现特殊权益的保护。当然，差别对待必须遵循比例原则，在合理、公平的前提下，对特殊权益进行保障。当女性的特殊权益受到侵害时，应积极通过多种途径实现合理维权。

3．观念更新：形成先进的性别文化

一个政策能够推行下去的基础在于全社会对于该项政策形成了社会共识。正是由于这种社会共识，社会上的某部分特殊群体才能享受到基于此得到的权益。简言之，只有在社会普遍认为女性由于其不可改变的生理等各方面的特殊性，理应得到相应的特权保障的前提下，诸如月经假等特殊权益的保障才能真正地推行下去。除了社会层面的普遍认可外，女性个人权利意识的提升也必不可少。在加强法制建设的同时应加强社会建设，从而构建先进的性别文化。在这个过程中，应充分发挥工会和妇联组织的帮扶作用，加强组织服务功能*，汇集多方合力，创设良好的事业发展平台，为树立性别平等观念创造良好的性别文化氛围。

4．维护女性的特殊权益的延伸期待

罗尔斯“正义原则”中的第一个原则是“最大化的平等自由”，第二个原则是“差异原则”[12]。以女性主义法学的性别平等观为视角，女性基本权益的维护符合平等自由原则，女性特殊权益的维护符合差异原则。孕期、产期和哺乳期的特殊保护已成惯例，但对经期和更年期的保护仍有进一步扩展的空间。从宏观角度看，月经假及更年期的劳动保护不是放大男女之间的差异，单纯地为女性呐喊，而是法律法规趋于人性化的体现。这些特殊条款从法律形式上确认了对女性权益的保护，给女性提供了维护特殊权益的通道。从微观角度看，设置符合女性需求的专门条款可以解决女性生活中的实际问题。

更年期女性由于自身机体状态的变化及激素水平的降低，进入精神和生理双重层面的过渡期，需要承受更年期综合征带来的连锁反应。是否要考虑更年期女职工的生理特点，将四期保护延伸为五期保护，明确对女性的更年期劳动保护，而提供“更年期职位”，也是相关学者需要考虑的问题。随着性别平等的发展，对女性特殊权益的保护会逐步细化，保护措施的延伸是发展性别平等的需要，也是时代的进步。

四、结语

女性主义法学倡导的男女平等是相对的、多样化的及情境式的平等，不存在群体性的权利“凌驾”或“完全一致”，而是通过尊重性别间的差异以及性别群体中的个体差异，保证个体的发展和自我能动性。这些理念为女性特殊权益保障本土化研究提供了积极的启示。我们应当科学地对待性别差异，根据性别特性带来的不同需求，在特殊情况下给予特殊权益的保护。如何获得实质意义上的性别平等，维护女性的特殊权益，是需要社会关注并经过长期磨合的问题。“徒善不足以为政，徒法不足以自行”**[13]。女性特殊权益的保护不单纯是法律问题，而是一项系统工程。解决这一问题需要推动观念、立法和司法三位一体建设，形成可行的转型路径[14]。

* 组织服务功能：指在工会妇联组织的帮扶作用下，各相关单位组织应全面贯彻落实《中华人民共和国妇女权益保障法》，根据国家计划生育相关条例制定相应制度和政策。例如，落实女教师产假、绝育手术和人流手术休假假期及该期间的工资和津贴待遇等，为女性的身体康复提供必要的时间和物质保障，保护女性的身心健康。

** 出自战国孟轲的《孟子》第27章《离娄（上）》。笔者将该句引申为法律除了规范行为以外，要真正发挥作用，离不开社会公众法律意识的增强、行为主体素质的提高以及司法机关的依法实践等。

参考文献

[1] 裘因．奥斯丁与英国女性文学．上海大学学报社会科学版，1996，(6)：23.
[2] 赵明．女权主义法学的性别平等观对中国立法的启示．妇女研究论丛，2009，(3)：12-17.
[3] [美] 玛萨·艾伯森·法曼著．经年之后，平等仍未实现——公民权、自主权与性别权利之辩．王新宇译．比较法研究，2014，(3)：165.
[4] 丁启明，宋惠玲．论以性别平等为视角的劳动权保护．甘肃政法学院学报，2015，(1)：99.
[5] 谢幸，孔北华，段涛．妇产科学．9 版．北京：人民卫生出版社，2018：231.
[6] 贾春慧．大学生月经周期规律性与月经症状的关系．中国药物经济学，2016，(4)：116.
[7] 高建华．月经假不能只看上去很美．山西日报，2016-8-25 (2).
[8] 徐剑锋．莫让月经假成了画饼．新华日报，2015-11-6 (2).
[9] 夏勇．宪法改革的几个理论问题．中国社会科学，2003，(3)：15.
[10] 汤波兰．从性别差异到性别平等——女性主义处理性别问题的逻辑进路．荆楚学刊，2019，(3)：57.
[11] 郭慧敏．劳动就业立法的妇女参与与性别约束．邱仁宗．女性主义哲学与公共政策．北京：中国社会科学出版社，2004：202.
[12] [美] 罗尔斯著．正义论．何怀宏等译．北京：中国社会科学出版社，1988：56-63.
[13] 孟轲．孟子．北京：燕山出版社，2005：108.
[14] 姚佳．反歧视与劳动权保障．环球法律评论，2011，(6)：5-7.

女医学生就业状况及指导需求研究

郭　琦　耿晓强　郑　辉　李贝贝

医学生作为一个特殊的大学生群体，在其教育模式、能力要求和培养方式等方面与其他专业学生有着明显的差异。关于医学与医学生特殊性的研究也逐渐为研究者所关注，而作为大学生就业工作研究领域之一的医学生就业工作，其研究也日益受到重视[1-4]。医学作为相对特殊和独具特色的一个专业，其特点较为明显。目前我国培养的医学专业人才数量相对不足，广大基层医疗卫生单位的人才缺口尤为突出。按照人才供需关系理论，医学生群体将不会出现就业难、就业面窄的状况，然而实际情况并非如此。有调查显示，近50%的医学毕业生认为当前的就业形势较为严峻[5]。

女大学生作为当代知识女性群体之一，已经成为社会人力资源的一支重要组成力量。与男大学生相比，她们的就业机会是否平等、就业质量是否相当不仅会影响女大学生未来的职业发展，还关系到男女两性关系的平等程度和质量水平。以往的研究显示，就业中性别歧视和职业隔离的现象还比较严重，女大学生的就业质量明显低于男大学生，拥有同等就业能力的女大学生通常无法享受与男大学生一致的就业待遇[6,7]。

在医学院校的学生中，女生所占比例普遍较高。受用人单位招聘标准和以往经验的影响，女生普遍认为自己在应聘道路上很难得到与男生同等的待遇，认为自己求职的"成本"比同等条件的男医学生高出很多[8]。因此，医学院高校就业指导工作中会特别注重对女医学生的因势利导，开展针对女医学生的专题讲座和相关实践培训等，培养其语言能力、管理能力、实际动手能力、困境耐受力、独立思考和解决问题的能力，传递相关的实用知识，让女医学生的就业能力更完善，就业视野更开阔，就业思路更全面，就业信心更坚定[9]。本文以北京大学医学部学生最新就业情况为例，结合实际工作和定性研究的深入访谈方法，研究女医学生就业的基本特点，了解女医学生就业的相关需求，并从性别意识的角度分析女医学生就业的工作特色，为提高女医学生就业质量、消除就业过程中对女医学生的性别歧视提供一定的依据。

一、女医学生就业的基本状况

根据北京大学医学部《2019年毕业生就业质量报告》显示，2019年北京大学医学部共有毕业生合计1996人（不含留学生与港澳台学生）。其中男生839人（占42.0%），女生1157人（占58.0%）。截至2019年10月31日，北京大学医学部学生的就业率为94.6%，男生、女生的就业率分别为93.8%和95.2%（表1）。

郭琦，北京大学基础医学院，北京大学医学部学生工作部学生就业指导服务中心；耿晓强、郑辉、李贝贝，北京大学医学部学生工作部学生就业指导服务中心。

表1　不同性别毕业生的就业率

类别		总人数	就业人数	就业率（%）				
				签约率	灵活就业率	升学率	出国率	就业率
性别	男生	839	787	33.5	18.6	36.6	5.1	93.8
	女生	1157	1101	39.9	17.3	32.5	5.5	95.2
总计		1996	1888	37.2	17.8	34.2	5.4	94.6

注:（以下各表同）

1．就业率＝［签就业协议＋灵活就业＋国内升学＋出国（境）］÷ 毕业生总人数。

2．灵活就业包括签劳动合同、用人单位证明、自主创业和自由职业。

3．国内升学包括医学部统招本科生毕业时通过保研及考研等形式升学的情况，以及医学部统招长学制学生本科阶段进入二级学科阶段的情况。

从就业率看，女生的就业情况虽然相比于男生没有显著的统计学差异，但显示出更为向好的趋势。2020 届毕业生在就业工作启动初期也呈现此趋势。截至 2020 年 3 月的数据表明，受疫情影响，在研究生招生复试工作和用人单位签约延迟等现实情况下，尽管与男生相比较，整体各个层次的女生已确定就业方向（含签订就业协议、已确认单位等待签订协议、长学制进入二级学科以及保送研究生）的学生数量没有明显的统计学差异，但总体显示出比男生就业状况更为积极的趋势（表 2）。

从就业去向来看，男女生在专业匹配度和行业满意度等方面并无性别差异，在就业岗位和就业地点上与男生也无明显差异，女医学生在自身就业过程中极少反映有因性别因素而受到歧视或者就业不畅等现象，这与其他研究结果认为女生就业难等情况不同[10]。

表2　不同性别已确定就业方向学生比较（截至2020年3月）

学历层次	性别	总人数（人）	已确定就业方向人数	已确定就业方向百分比（%）	χ^2	P
本科	男生	346	281	81.2	0.888	0.346
	女生	408	342	83.8		
硕士	男生	299	81	27.1	1.587	0.208
	女生	577	180	31.2		
博士	男生	229	86	37.6	0.434	0.510
	女生	355	143	40.3		
临床、口腔八年制	男生	97	54	55.7	1.940	0.164
	女生	101	66	65.3		
总计	男生	971	502	51.7	0.219	0.640
	女生	1441	731	50.7		

二、女医学生就业指导需求

在毕业生调查结果的基础上，就业指导中心选取了有代表性的各学历层次女毕业生进行深入访谈，了解女医学生需求的主要特点。访谈由研究者分别完成，一人访谈，一人记录。提前制订访谈提纲，做好访谈者一致性培训。访谈地点为学校就业指导服务中心咨询室，环境安静温馨，已告知被访者录音及研究目的。受访者均自愿参加该研究。访谈对象选取正在积极准备就业的应届毕业生 12 人，其中本科生 2 人，硕士研究生 3 人，博士研究生 4 人，临床八年制学生 3 人。以上学生最终均顺利就业。

1．女医学生的就业趋势符合医学生就业的总体特点，未见显著性别差异

2019 年医学部学生就业结果显示，从学历层次与岗位匹配度分析，2.76% 的毕业生认为自己的学历层次低于工作岗位要求，82.49% 的毕业生认为自己的学历层次恰好满足工作岗位要求，14.75% 的毕业生认为自己的学历层次高于工作岗位要求。

从就业专业匹配度上看，90.32% 的毕业生认为所学专业与落实工作“很相关”或“相关”，访谈对象中尽管有学生因不喜欢本专业而选择直接就业，但是在最终工作后都认为与自己的专业相关。

从就业结果来看，女医学生符合总体学生的就业趋势，专业匹配度较高，行业满意度高，就业行业依然以三级甲等医院为主，就业城市分布相对集中，主要在经济发达且医疗条件相对较好的省会城市。

2．女医学生在就业过程中体现了性别特点

从就业的过程看，医学部毕业生从开始求职到最终落实工作，所用时间平均为 3.6 个月。在求职过程中，平均投递简历 8.3 份，获得面试邀请 5.0 个，平均收到录用通知 2.3 个。求职平均花费约为 2631.2 元。对于求职过程所花费的时间和费用，被访女医学生普遍反映，自身的投入低于平均值，特别是投放简历的单位数量比学校总体平均值低。本科生认为该数据基本符合自身情况。

2019 届毕业生“慢就业”现象较为明显。2018—2019 学年度医学部举办专场宣讲会 59 场，宣讲单位提供的岗位需求总数约 1.5 万个，本科生中考研同学很少参加此类招聘活动，硕士生和博士生在完成毕业论文和毕业答辩之前都忙于科研工作，很少参加现场招聘活动。被访对象认为这与她们的实际情况相符。

在求职渠道方面，毕业生主要的就业信息来源是用人单位自设渠道（如直接通过用人单位的官网。用人单位自己组织的招聘活动、实习实践活动和比赛活动等渠道获取信息和进行求职活动），其次是校园渠道和政府渠道等。在通过校园渠道求职成功的毕业生中，48.4% 的毕业生通过学校或学院发布的招聘信息渠道，40.3% 的毕业生通过学校组织的招聘会渠道，8.1% 的毕业生通过老师推荐的渠道，3.2% 的毕业生通过校友资源渠道。对于求职信息来源，被访对象表示，她们和周围的同学都更相信学校提供的就业信息。她们在面试前会考虑安全因素。有的学生提及担心从其他渠道获得的信息有不安全的情况，所以学校推荐的信息是首选。当被问及担心的不安全因素是哪些时，学生们提出主要是“担心信息不符，上当受骗”。具体来讲，学生更担心面试时会遇到人身安全问题，如“性骚扰”。这类担忧主要是在面对一些公司和企业招聘时会考虑，而对于常规的医院和高校等，学生没有担心过此类安全问题。

79.73% 的毕业生认为在工作落实单位发展路径“很清晰”或“清晰”。毕业生对目前已落实工作总体“很满意”或“满意”的比例是 85.71%。具体到各项工作内容的满意度，毕业生对工作地点“很满意”或“满意”的比例最高（80.65%），其次是个人发展空间（79.26%）。被访对象对自己未来的发展路径感觉很清晰，工作地点和工作岗位也比较满意。在面试和签约过程中，

关于是否接受实习要求和各种协议条款等，被访对象学生反映自己不是特别关注。

3．女医学生就业期望值受传统观念影响偏低

被访对象普遍反映，自己在求职初期就业信心不足，存在担心性别因素影响就业的疑虑。“感觉用人单位更倾向于录用男生”，所以有男同学竞争同一岗位时，时常主动放弃。被访者谈到根据“真正去面试后，感觉性别并不是主要因素，而个人素质和学历等更为关键”，所以她们建议“应该给女生更多的就业指导，提高她们的自信心，以便帮助女同学更好地申请合理的职位”。

目前医学部毕业生在选择工作时最看重的前五个因素分别是：发展前景、是否利于施展个人的才干、是否符合自己的兴趣爱好、福利待遇和工作单位的声誉等。访谈对象认为与自身情况相符。访谈的各层次研究生均谈及，在找工作时会“比较关注用人单位对性别的态度、待遇以及单位地理的位置”等，较少关注劳动权益保护和安全等问题。薪金待遇等也不是自己主要考虑的因素，而更偏重岗位的工作量和个人未来发展等。对于自身就业期望的自我评价，学生们认为实际就业岗位比最初的期望要好。有同学说：“刚开始的时候觉得自己根本找不到工作。”在就业地点选择上，也有学生会考虑照顾未来伴侣（男朋友）等因素，同时也有男朋友迁就女方就业的情况。被访谈者没有因为就业问题而导致分手。赡养父母和照顾家庭等观念在学生中有一定的影响。有同学谈到自己不考虑留在北京发展的主要原因是：作为家中的独生女儿，希望父母退休后能和自己生活在一起。这也是为什么她对于留京买房问题特别纠结的原因。家庭成为学生就业考虑的重要因素之一。毕业后就业没有以往想象中的“高不可攀”，但也不是简单的“唾手可得”。

4．学历及年龄在女医学生就业中的影响较性别更大

目前医学部学生以研究生层次就业为主，被访谈的两位本科生均为非主动就业。一位同学因为自身对于所学专业不认可，希望通过先就业的方式重新寻找一下自己的发展方向。另一位同学是因为成绩原因不能申请推荐免试攻读研究生，因而选择了暂时就业。这两名同学均表示自己不具有代表性，但是就本科生就业的问题还是给予了深入的回答。她们描述在就业求职过程中，觉得“学历的确是制约就业的主要方面，而非性别”。被访谈的硕士研究生也提到了这个问题。学生们表达了在专业领域有“博士学位十分重要”的普遍感受。受访的博士生们认为找工作时性别压力较大，“总担心用人单位想要男生”。八年制学生提到了“年龄优势”，在同样获得博士学位时，因为年龄低于统招博士的年龄，在应聘时“感觉到了一定的优势”。

5．女医学生的就业指导需要更多细节方面的培训

各层次的医学生均希望能够得到关于如何制作自荐材料、获取求职信息、着装礼仪和面试技巧等细节上的更多指导。女生尤其注重外表形象和求职细节，这方面与男生差别较大。就业指导服务中心与各学院就业工作小组反馈，在主动来访要求就业指导的学生中女生居多。在各种就业指导类讲座和用人单位参访活动中，女生的参与度也明显高于男生（表3）。负责就业工作的老师在实际工作中感受到，与男生相比，女生的就业态度更为积极，准备得更早。这提示女生在求职过程中心态更为积极、实际。在访谈中，在临床医学院培养的专业学位研究生提到，“医院缺少学校的校园氛围。医院对于所学专业指导较多，但对于学生的就业相关指导明显不足，对于博士毕业后的就业领域和发展规划辅导相对比较滞后。同学们对学校提供的各种就业信息的关注度不够”。

表3　2019年就业指导中心举办的活动中学生的参与状况（毕业生总数1996人）

讲座类别	活动场次（次）	参加总人数（人次）	女生参与人数（人次）	女生参与占比（%）
招聘宣讲会	59	3270	2256	69.0
校友沙龙	6	175	122	69.7
求职技巧类辅导	12	2658	1945	73.2
一对一辅导	6	30	21	70.0

6．家长在女医学生就业过程中参与度较高

所有参与访谈的学生均表示求职过程中会保持与家人沟通，听取家长的建议。家长普遍认为女性在升学和求职过程中不占优势。家长在女生就业时往往会提出自己的意见。有同学提到自己希望去企业发展，家长则表示“女生不该做这种工作”“小姑娘漂在外面让人不放心”等顾虑。有同学表示，“家人不同意我回老家工作，但是留在北京感觉买房的压力太大了。所以越想越焦虑，实在是不知道怎么办合适”。在有医疗背景的家庭中，父母用自己的关系帮助学生就业较为常见，但被访者觉得最终就业主要还是依靠个人能力，也并不反感家长协助提供一定的“关系”支持。有的家长特别支持子女的选择。几位博士生均反映没有遇到家长阻止自己选择就业方向的情况。家长反而鼓励自己“不用担心家里，按照自己的意愿选择”。还有家长鼓励孩子“按照兴趣选择，不用特别担心薪金”等。

三、讨论

1．女医学生就业难的观点并不全面

目前“女性就业难”成为一种经验型的观点。学术界的基本观点是女大学生在就业中处于不利的地位，性别对于就业有着重要的影响。这与我国的历史和文化传统有一定的关系，重男轻女的现象在很多人的骨子里已经根深蒂固。“妇人之见”及“男尊女卑”等就是几千年封建社会给女人贴上的标签。在工作和事业方面，刻板的男女社会角色定位非常明显，家庭和学校在女孩社会化过程中帮助她们塑造成了“弱者”角色，形成了她们在就业中的弱势状态。

但是医疗卫生行业本身女性从业者多，女性从事医疗卫生行业工作也符合社会传统行业的认知，因此在行业内部性别歧视并不明显，女性还在一定程度上存在自身的优势。本研究显示，女医学生就业时并不比男生困难，并且因为女医学生更加积极应对，有正确的期望值和就业规划等，因而其在就业质量上有优于男生的趋势。提高女医学生的就业质量，很重要的就是帮助学生树立正确的就业观念。王慧等[11]在其研究中提出，与男大学生相比，女大学生就业质量的总体水平较低，职业期望实现难度大。而女大学生的职业期望水平明显低于男大学生，这是女大学生对传统性别观念的屈服，是对劳动力市场歧视的一种自我调节，但较低的职业期望并没有带来女大学生职业期望实现程度的提高，反而会使女大学生“自愿”选择低质量就业，进一步加剧了就业质量客观测量指标上的性别差异。所以不能让“女性就业难”的观点成为一种文化，影响学生的选择。应该在学生教育过程中，鼓励学生自强自立的精神，全面宣讲女性就业的真实情况，避免女医学生从求职初期就被传统观念所束缚，而影响其选择。

2．个人性别意识对女医学生就业的影响较大

有研究显示，性别意识对女大学生的就业质量有重要的促进作用。性别意识越先进，女大学生的就业质量就越高[11]。本研究显示，女医学生在就业时受到性别意识的影响，特别是就业过程中女医学生受到的性别意识影响更明显。学校应该因势利导，培养医学生先进的性别意识建设，提高自信心，加强职业能力建设。尽量消除性别意识的不利因素，帮助女医学生在就业中发挥女性优势。在就业过程中，女医学生自身在传统性别文化的影响下，会主动降低就业期望以期获得工作机会。这可能会导致其就业期望与自身能力相比过低。而本研究中也看到，在女医学生中呈现了个人性别意识强于社会性别意识的趋势，也提示在学校教育中应特别注重性别意识教育。

3．对女医学生的就业指导需要更细致

本研究显示，女医学生在应对就业的过程中相对比较积极，她们更希望获得深入的指导，特别是有关面试礼仪和职业美妆等的指导内容受到女生的普遍欢迎。这提示在学校的就业指导过程中，应推行女性特别教育，在教育中体现性别关怀。以往研究显示[12]，由于男女性别的差异，女大学生在就业思想和心理上都会碰到一些问题，所以需要提前做好这方面的辅导工作，体现人文关怀，疏导女大学生的各类负面情绪。通过差别教育，可以更好地消除医学生在选择过程中受到社会性别意识的影响，充分发掘女大学生的性别和学历优势，树立女性的主体意识和自信心，增强其自身的竞争力。

在获取就业信息的渠道上，女医学生表示信任学校的信息。这提示学校的就业指导中心应做好招聘信息把关，注重来源的可靠性。多数学生反映在面试和签约等方面极少注意附加条款和对个人信息的保护，提示在毕业生教育中要加强安全意识教育和法律知识培训。

4．应重视家庭对于学生就业的影响

随着现代科技水平的提高，交通工具的日益发达，父母对子女工作地点的要求越来越低，家庭对子女工作选择的干预在逐渐减少。任锡源等[13]在基于性别的博士生就业影响因素的研究中发现，女博士在就业时会考虑家庭因素。本研究显示，女医学生在就业过程中会考虑家庭因素，也乐于接受家人的指导。家长在就业过程的参与程度超出了研究者日常的工作经验。这可能与目前研究生教育和医学专业长学制教育改革有关，毕业生年龄偏低，更乐于接受家长的建议。本研究显示，如何将家长和学校的影响形成就业合力应该引起负责相关工作教师的注意。家长的教育观念和择业观念等都会对女医学生的就业产生影响。这种影响是合理性与问题性并存的，在就业工作中应适当了解家庭因素的影响，同时采用家长会等形式对毕业生家长进行适当引导，鼓励学生更好地发挥主观能动性，最终促进学生高质量就业。

四、建议

在女医学生就业时，有以下几点建议：

第一，在学校教育中应主动运用新社会性别意识处理问题，强调男女平等。在宣传教育中，注重建立现代女性的形象，帮助学生冲破个人性别意识，增强学生的自信心。另外，尽早规避一些潜在问题，主动打破一些思维桎梏，提升自我期望。

第二，学校针对学生的就业指导与服务应注重性别差异，针对女生进行专门的课程设计，满足性别差异引发的需求。但同时要关注男生的就业问题。男生在就业过程中相对女生消极应对以及就业期望值过高等情况应该引起学校和相关研究者的注意。应做到男女平等。不应该在关注女

生的同时忽略男生的个性需求，也需要研究者加强对男生就业状态的研究。

第三，从医学生的就业状况可以看到，医疗领域更注重医学生的个人能力，性别并不是阻碍医学生就业的主要方面，因此，切实提高自身的综合能力，树立恰当的职业观和就业期望，是女医学生提高其就业水平的重要方式。在就业指导过程中应帮助学生设立更为合理的发展目标，及早进行职业生涯规划。

第四，对于女医学生进行就业指导时，应该形成个人、家庭、学校和用人单位等合力，以期更好地满足学生的需求。应从多个角度提升学生的就业信心，保障未来她们能够成为社会主义建设的骨干力量，在社会经济和科学技术等各方面的发展中发挥重要的作用。

本研究的不足在于，北京大学作为全国重点大学，研究结果与其他重点学校的情况类似，但不能完全涵盖其他学校情况，仅反映了同类学校女医学生的就业趋势，因此，性别意识对于学生就业的影响尚需要更深入的研究。今后需要加强医学生就业相关研究，特别是在当前疫情的影响下，国家必将加大对医药卫生行业的资源投入，医学生就业的机遇也将大大提升，这对提升女医学生的主体意识和提高其职业能力有一定的参考意义。

参考文献

[1] 林心宇．生物—心理—社会医学模式下医学院校学生国际化培养的研究．广州：南方医科大学，2015.

[2] 姚小飞，秦文刚．论高等医学教育的特殊性．西北医学教育，2010，18（1）：12-13.

[3] 林振涛，杨秀红，董兆举．新形势下临床医学毕业生就业价值取向特点与教育对策研究．中国卫生事业管理，2014，10（316）：775-790.

[4] 陈锴，李情，吕金梅，等．医学研究生就业形势分析与就业力提升策略研究．中华医学教育探索杂志，2018，3（17）：229-234.

[5] 李功华．医学专业毕业生就业政策、就业现状及对策研究——基于十所高校医学专业毕业生就业趋势及影响因素调查．济南：山东大学，2018.

[6] 陈婷婷．女大学生就业质量问题研究回顾．中国青年社会科学，2015，（3）：133-137.

[7] 杨雪梅．女大学生就业公平与对策研究．西安：陕西师范大学，2013.

[8] 曹星，岳昌君．我国高校毕业生就业状况性别差异研究．高等教育研究，2010，1（31）：68-72.

[9] 苏婧．女大学生求职心理及其调适方法研究．山东青年政治学院学报，2015，9（31）：88-91.

[10] 郑节霞．医学生求职就业中的性别差异研究．管理观察，2015，4（10）：152-156.

[11] 王慧，叶文振．性别意识与女大学生就业质量——基于福建省五所高校的调查．人口与发展，2016，2（22）：39-47.

[12] 王丽娜．我国医学院校大学毕业生就业心态问题研究．济南：山东大学，2009.

[13] 任锡源，武勤，李洁．基于性别差异的博士生就业影响因素研究．中国海洋大学学报社会科学版，2013，6：45-50.

住院医师规范化培训中生育的女学员的权益保障问题探究

张　莹

妇女因其生理特点而承担着人类繁衍的责任。生育假是女性在妊娠、分娩和产后阶段休假的权利。马克思曾说："社会的进步可以用女性的社会地位来精准地衡量。"[1] 生育假的设立，不仅是人类自身生存权的需要，也是保障社会稳定发展的需要[2]。生育假最初的表现形式是产假，后来又发展出了陪护假和育儿假等形式的假期。德国于 1878 年开始实行为期 3 周的无薪产假制度。其主要目的是为由于工业革命而大量涌入劳动力市场的妇女提供保护，避免在生育期间过度劳累，并确保正常怀孕和分娩健康婴儿[3]。在德国之后，其他各国相继设立了产假制度。2000 年国际劳工大会讨论通过的国际劳工公约第 183 号《关于修订 1952 年保护生育公约（修订本）》第四条第一款规定："本公约所适用的妇女需有权享受时间不少于 14 周的产假。"

我国生育假制度的发展经历了从产假制度到生育假制度转变的过程。中国共产党一向重视妇女解放和妇女发展。新中国成立之后，党和政府高度重视妇女权益保护，妇女的地位大大提高，促进妇女全面发展和男女平等是中国社会主义制度建设的重要组成部分[4]。1951 年颁布的《中华人民共和国劳动保险条例》明确了产假和生育津贴。1955 年发布的《国务院关于女工作人员生产假期的通知》规定产前产后共给假 56 天，难产或双生增加假期 14 天。1988 年，国务院颁布《女职工劳动保护规定》，女职工产假由原来的 56 天增加至 90 天（其中产前 15 天）[5]。1994 年颁布的《中华人民共和国劳动法》对生育制度的规定上升到了法律层面。2001 年颁布的《中华人民共和国人口与计划生育法》中首次出现"生育假"的表述。2012 年出台的《女职工劳动保护特别规定》第七条规定："女职工生育享受 98 天产假，其中产前可以休假 15 天；难产的，增加产假 15 天；生育多胞胎的，每多生育 1 个婴儿，增加产假 15 天。"生育休假包括两部分：产假和 30 ~ 90 天不等的计划生育政策奖励假。2015 年，国家计划生育政策调整，《关于修改〈中华人民共和国人口与计划生育法〉的决定》发布，其中第二十五条规定："符合法律、法规规定生育子女的夫妻，可以获得延长生育假的奖励或者其他福利待遇"，各地随之调整相关政策，规定了 30 ~ 90 天不等的生育假。

一、住院医师规范化培训生育假政策

医学教育具有独特性、实践性、综合性和连续性等特点。医学教育是一个连续的过程，包括院校医学教育、毕业后医学教育和继续医学教育三大阶段。医师的教育培训需要花费较长时间，培养年限较其他学科专业时限偏长。住院医师规范化培训是指高等院校医学类（含临床医学、口腔医学、中医学和中西医结合等）专业本科及以上学历毕业生在完成院校医学教育之后，以住院医师的身份在认定的培训基地接受以提高临床能力为主的系统性和规范化培训[6]。

张莹，北京大学医学人文学院。

目前全国范围内接受住院医师规范化培训的学员有四类：本科毕业生、研究生、研究生毕业还未完成住院医师规范化培训以及已经从事临床工作需要接受培训的人员。在少部分地区，如上海已经实行全社会化培训模式，即只招收自主培训人员。北京市实行以人事政策支撑的住院医师规范化培训，2012年出台《北京市住院医师规范化培训人事管理暂行办法》。该办法规定，“培训人员”分为委托培训人员和自主培训人员。委托培训人员是指已与在京的医疗机构（以下简称就业单位）签订聘用或劳动合同，由就业单位委托培训基地进行培养的培训对象；自主培训人员是指未与就业单位签订聘用或劳动合同，自愿到培训基地参加培训的培训对象。住院医师规范化培训学员均为适婚适育年龄，有部分学员在住院医师规范化培训期间怀孕生育。本文以北京地区为例，探讨女学员生育假的相关问题。

依据《北京市住院医师规范化培训管理办法（试行）》第十三条的规定，培训期间住院医师休产假不能按时完成培训的，应当通过就业单位或劳务派遣单位向培训基地提出申请并提供相关材料，暂停培训的期限一般累计不超过1年。暂停期满，住院医师应当返回培训基地继续完成培训。《北京市住院医师规范化培训人事管理暂行办法》没有规定具体的产假条款，第四条第二十款规定“其他未尽事项仍按国家和本市有关文件规定执行”。因此，委托培训学员和自主培训学员休产假按照国家和北京市的相关政策执行。实践中，按照学员类型不同，学员的生育假有不同的实行方法。

1．委托培训学员产假认定

对于委托培训学员来说，委托培训学员与就业单位签订聘用合同或劳动合同，占就业单位的岗位，由就业单位为其发放基本工资，所需经费由就业单位承担，绩效工资由培训基地发放。由于各单位生育假规定不同，具体暂停培训时长也不同。对于培训基地来说，按照各个就业单位不同的产假时长来确认暂停培训时间会给培训基地管理带来诸多不便。一般情况下，暂停培训时间为整月，通常为6个月。如有特殊情况，可以为一年。暂停培训期满后，按照“缺多少补多少”的原则返回培训基地继续培训。对于委托培训学员而言，关于产假的具体政策，包括时长、产假期间工资和生育津贴等，由就业单位把握。

2．自主培训学员产假认定

自主培训学员与培训基地签订培训协议，与培训基地委托的劳务派遣单位签订劳动合同，不占培训基地的岗位，其人事档案由本人委托有关机构按照规定进行管理；劳务派遣单位与培训基地签订劳务派遣协议。自主培训学员的劳动报酬参照同类人员水平发放，所需经费由市财政和培训基地共同承担。其中基本劳动报酬，按照规定，由单位缴纳的社会保障部分由市财政给予保障，其他劳动报酬由培训基地承担。暂停时长按照法定产假天数，产假工资和生育津贴按照北京市关于产假的统一规定。产假结束后回到培训基地继续培训。

3．产假以外其他生育相关假期

除产假外，其他生育假期，如育儿假和哺乳假等没有专门针对住院医师规范化培训学员的政策，一般参照培训基地职工的相关规定执行。女学员怀孕后的值班和排班等也是参照培训基地女职工的规定执行。各培训基地依据地区统一规定并结合本单位情况制定相关制度，具体情况各有不同。

二、生育的女学员面临的问题

住院医师规范化培训工作进入制度化推动的轨道，医学生需要经过住院医师规范化培训后才能从事医疗工作。除了医学本科毕业生需要接受住院医师规范化培训之外，临床医学学术型硕士和学术型博士拟从事临床工作也需要接受住院医师规范化培训。这个阶段的女学员正处于适婚适育年龄。对于生育的女学员来说，如何协调完成培训所需要的时间和精力与生育养育孩子所需要的时间和精力之间的矛盾是一大难题。她们面临着来自工作、学习、家庭和社会方方面面的压力与挑战，具体存在以下问题。

1．因生育导致职业发展的滞后

住院医师规范化培训的年限一般为 3 年。如果因生育休产假而暂停培训，为保证培训质量，需要按照“缺多少补多少”的原则，补齐 3 年的培训。这部分学员整体培训时间会延长 3 ～ 6 个月。有的学员甚至要延长一年。相应地，她们参加住院医师规范化培训结业考核和取得住院医师规范化培训合格证书的时间会比同届学员都要延后。因为生育，同资历的女学员比男学员在后续的职业各个阶段都要滞后。虽然因生育而影响职业生涯发展对各行各业的女性来说都是不可避免的，而且对医务工作者来说不管是住院医师规范化培训阶段、专科医师规范化培训阶段，还是评上中级职称以上之后生育都可能会影响后续职称的晋升，但是对住院医师规范化培训学员来说影响更加明显，特别是对自主培训学员来说，延长培训意味着不能按期获得结业合格证书，会影响后续的就业。

2．因生育导致的学业压力

在住院医师规范化培训期间，学员处于边工作边学习的状态，需要学员投入大量时间和精力。女学员在孕期比其他学员面临更多的困难与挑战。生育后，女学员需要投入更多的时间和精力抚育孩子，她们将面临临床工作和学习的压力与产后恢复和照顾孩子之间的矛盾。如果不能很好地处理工作、学习与家庭之间的矛盾，很可能会影响培训质量。在实践中，没有通过住院医师规范化培训结业考核的学员中有一部分是培训期间生育的女学员。她们虽然还有补考的机会，但是，没有一次性通过结业考核对女学员的自信心是一个打击。对于自主培训学员来说会影响到就业；对于委托培训学员来说，后续职业生涯又会比同资历男学员滞后至少半年。

3．临床工作与养育孩子的冲突

住院医师规范化培训期间临床工作任务重，工作时间长，需要定期值夜班，对生育女学员来说哺乳和养育孩子都存在更多的困难。目前生育假与幼儿园入园年龄不衔接是一个普遍问题。幼儿托管服务跟不上，机构少，而且大部分为私人经营，缺少行业标准、专业培训及行业监督，服务水平参差不齐。在生育假结束后与入园前的时间如何抚养孩子都是由家庭自行解决，双职工家庭只能靠家里的老人或者请保姆帮忙。但是随着父母的年龄增大，难以负担照看婴幼儿的职责。若要请保姆，则价格昂贵，一般家庭难以承受这样的经济负担。女性为人类的延续、存在和发展付出了巨大劳动。她们付出的这部分劳动一直得不到社会的肯定与补偿。在我国的大部分家庭中，女性是怀孕、生产、养育及家务劳动的主要承担者，生育价值没有得到正确的认识。社会把生育视为女性的义务，女性生育付出的代价得不到充分的肯定，将它看作是女性自己的事、家庭的私事，甚至是社会的累赘。

对于生育的女学员来说，如何处理好临床工作与养育孩子之间的矛盾是一个很大的问题。此外，住院医师规范化培训期间整体收入偏低，特别是产假期间通常只有基本工资收入，没有绩效工资，导致收入减少，生育和养育孩子的花费高，使生育的女学员承受了更大的经济压力。产假结束后她们重返工作岗位，临床工作强度大，哺乳假基本上成了“摆设”无法落实。同时，医院空间有限，多数医院尚未建立专门的孕妇休息室和母婴室，不少孕期和哺乳期女性在单位多有不便之处，很难坚持母乳喂养，而影响婴幼儿的健康成长。

4．女学员在孕期面临的困难

女学员在孕期也面临重重困难。为了让产后有更长的时间哺育婴儿，女学员一般会尽量减少产前休假时间，坚持到临产时才休假。但医疗卫生机构工作强度大，对孕产妇来说存在较高的风险。在住院医师规范化培训期间没有各类假期。如果孕早期需要保胎，若按事假或者病假，最长只能休假 15 天，超过 15 天要延长培训。对于怀孕女学员来说，孕早期如有不适需要保胎，休假上也存在一定困难。《女职工劳动保护特别规定》第六条规定：“对怀孕 7 个月以上的女职工，用人单位不得延长劳动时间或者安排夜班劳动，并应当在劳动时间内安排一定的休息时间。”实践中，医院基本上是按照这个规定，对怀孕 7 个月以上的女学员不安排夜班，但怀孕 7 个月以内的女学员值夜班实际上也存在很大的困难和较高的风险。

三、生育的女学员权益保障的建议

生育女学员面临着方方面面的压力，家庭、单位和社会应为生育的女学员提供更多的支持与保障，给予更多的关怀、理解和帮助。在国家层面上要进一步完善制度保障，各级政府部门要加强公共服务事业建设，培训基地和就业单位要加强规章制度建设，其他家庭成员应给予更多支持，切实保障生育的女学员的权益。

1．进一步完善制度保障

总体来说，职场女性在就业、晋升和待遇等方面都面临着各种显性和隐性的歧视，国家应提供强有力的政策支持女性就业。“新中国成立以来，我国男女平等的立法思想经历了从女性承担家庭责任到两性平等照顾家庭的责任的转变，保障男女平等就业相关立法的原则也从形式平等转向实质平等，形成了现行的《中华人民共和国宪法》《中华人民共和国劳动法》《中华人民共和国妇女权益保障法》和《女职工劳动保护特别规定》等实现男女平等和保护女性就业平等权的法律体系。”[7] 在实践中还存在法律法规和政策的滞后、监管机制不健全以及执法力度不够等问题，加剧了男女之间的不平等，需要进一步落实相关规定，特别是严禁单位在招聘和晋升中发生性别歧视的行为。

对于女学员因生育导致职业发展滞后，应完善相关制度，增加一定的政策倾斜。在后续的职称晋升中可以综合考虑住院医师规范化培训期间生育的女学员因延长培训期限而滞后的职称聘任；规定在同等条件下，就业单位不得以学员因生育延长培训为由拒绝招录；以及在住院医师规范化培训招录过程中，不得以女学员有可能在住院医师规范化培训期间结婚生子为由拒绝招录等。

2．加强公共服务事业建设

生育不是女性自己的事，生育的压力不应由女性自己承担，而应由整个社会来承担。恩格斯在《家庭、私有制和国家的起源》中提出了著名的两种生产的理论：“归根结底是直接生活的生产和再生产。但是，生产本身又有两种。一方面是生活资料即食物、衣服、住房以及为此所必需的工具的生产；另一方面是人自身的生产，即种的繁衍。一定历史时代和一定地区内的人们生活于其下的社会制度，受着两种生产的制约：一方面受劳动的发展阶段的制约，另一方面受家庭的发展阶段的制约。”[8] 两种生产的理论充分肯定了女性的生育价值和社会意义。因此，女学员生育假结束后与幼儿园入园年龄不衔接的问题应由全社会共同来解决，而不是由家庭甚至女性个人来解决。

应整合社会力量，充分利用企业和社区资源，通过公共财政投入增加托儿所的设置，提高服务质量，形成社会化育儿统筹。在具体的公共管理实践中，要把儿童托管事业、老年人照顾事业和家庭服务事业纳入公共服务的范畴，加大在这些方面的财政投入和政策支持，并引导市场主体积极参与发展和提供相关服务[9]。定期开展幼托服务人员技能培训，强化监督力度。各级行政机关适当给予幼托机构一定的政策优惠，降低幼托机构的收费标准，缓解家庭经济负担[10]。此外，应大力发展家政服务行业，提高家政服务行业标准和服务质量。女性的解放，女性同男性的平等，只有在“家务劳动只占她们极少的工夫的时候，才有可能”[11]。只有减轻生育的女学员的育儿负担，为学员解除后顾之忧，缓解工作和生活之间的冲突，才能保证住院医师规范化培训的质量，增强培训效果，培养更多的具备岗位胜任力的临床医生，从而提高整体的医疗卫生服务水平。

3．加强单位支持

培训基地和就业单位应尽可能地考虑到女学员在孕期和哺乳期的特殊情况，完善女学员生育假和男性陪产假制度。对培训基地来说，指导教师、管理人员和其他同事需要更加关心和关爱生育的女学员，为她们提供工作、学习和生活上的便利和更多的学习机会。例如，在上班时间内，专门为生育的女学员提供督导和答疑等教学辅导，鼓励学员之间组成学习小组、互帮互助等。单位应为生育的女学员提供人性化的工作条件，为负有照顾责任的学员提供各方面的支持，如设置专门的休息室和母婴室，满足哺乳期女学员“背奶”的需求。对于处在怀孕期的女学员，单位要加强安全保障，在保证临床工作的前提下，适当减少怀孕女学员的夜班和值班等。此外，生育的女学员面临更多的困难和更大的压力，导致产后抑郁高发，要给予女学员更多的人文关怀，关注学员的心理健康状况，定期为女学员开展专业的心理咨询和心理健康科普讲座，缓解女学员的压力，降低生育的女学员产后抑郁的发生率。

此外，单位应进一步落实相关规定，避免就业过程中出现男女不平等或歧视女性的现象。《中华人民共和国就业促进法》第二十七条规定：“国家保障妇女享有与男子平等的劳动权利。用人单位招用人员，除国家规定的不适合妇女的工种或者岗位外，不得以性别为由拒绝录用妇女或者提高对妇女的录用标准。用人单位录用女职工，不得在劳动合同中规定限制女职工结婚、生育的内容。”不论是在住院医师规范化培训招录过程中，还是自主培训学员完成培训后就业过程中，单位均不得以性别为由拒绝招录女学员，也不得提高女学员的招录要求。特别是不得以怀孕生育影响住院医师规范化培训结业考核通过率为由，要求女学员不得在住院医师规范化培训过程中生育。

4．倡导家庭成员共同抚育

在当前社会生活成本高昂，工作强度大，女学员生育的经济负担重，养育孩子需要的时间成本和机会成本很高。从家庭层面来说，其他家庭成员特别是丈夫，应当主动承担更多的照顾孩子的责任，夫妻共同抚育，以减轻妻子的压力。这一方面需要靠男性的自觉和主动参与。另外，需要完善陪产假制度，将陪产假转变为一种强制性假期。适当提高男性陪产假及育儿津贴，不仅有助于男性参与家庭育儿，承担更多的育儿责任，而且有利于促进男女平等就业。

四、结语

生育使得女性在职业生涯中比男性承受了更多的压力，住院医师规范化培训过程中生育的女学员所承受的压力更为明显。住院医师规范化培训女学员不同于在校学生，她们已经到了生育的年龄，在工作、学习、家庭和经济等方面承受更大的压力。住院医师规范化培训过程中生育的女学员面临重重困难与挑战，需要家庭、单位和社会对生育的女学员给予更多的关怀、理解和帮助。在新时期，党中央高度重视妇女事业的发展。2018 年 11 月，习近平在同全国妇联新一届领导班子成员集体谈话时强调，坚持中国特色社会主义妇女发展道路，组织动员妇女走在时代前列并建功立业[12]。关注女医务人员，特别是住院医师规范化培训生育的女学员的权益保障问题，为她们的事业和家庭生活提供保障，发挥她们在社会和家庭生活中的独特作用，不仅有利于促进男女平等和妇女发展，更关系到党和国家事业的发展全局。

参考文献

[1] 马克思恩格斯选集（第 4 卷）. 北京：人民出版社，2012：480.

[2] 宋云飞. 我国生育假法律制度构建. 青岛：青岛大学，2019：5-6.

[3] 李西霞. 生育产假制度发展的国外经验及其启示意义. 北京联合大学学报（人文社会科学版）,2016,14（1）：100-101.

[4]“妇女参政问题研究”课题组. 女性发展与全面小康. 行政管理改革，2020（3）：30.

[5] 潘锦棠. 社会保障通论. 山东：山东人民出版社，2012：256.

[6] 中华人民共和国国家卫生和计划生育委员会. 中国住院医师规范化培训制度发展报告（2014）.［2015-02-10］. http：//cn.chinagate.cn/webcast/2015-02/25/content_34882955_2.htm

[7] 罗小莉. 关于妇女孕期劳动权益保障问题的思考. 法制与社会，2017（1）：295.

[8] 马克思恩格斯文集（第 4 卷）. 北京：人民出版社，2009：15-16.

[9] 岳经纶，颜学勇. 工作——生活平衡：欧洲探索与中国关照. 公共行政评论，2013（3）：33.

[10] 杨沛然.“全面二孩”背景下职场女性权益保障问题探究. 人才资源开发，2017：93.

[11] 马克思恩格斯文集（第 4 卷）. 北京：人民出版社，2009：181.

[12] 习近平同全国妇联新一届领导班子成员集体谈话［EB/OL］.［2019-8-21］http：//news.sina.com.cn/c/xl/2018-11-02/doc-ihnfikve8733445.shtml.

当代大学生性观念与性教育研究述评

阳 慧

当代大学生群体受教育的水平普遍较高，他们的思维观念包括性观念十分活跃。他们走在时代前沿，是中国社会整体价值观念转型的“社会表征”风向标 [1]。但中国性教育长期的欠缺造成对大学生成长乃至社会长治久安的影响和危害是明显和巨大的。加强当代大学生的性教育，就必须深入研究大学生的性观念和性教育，并提出一些有针对性的对策和建议。

一、当代大学生的性观念

大学生群体性观念的主流是健康的，总体呈多元、多样化的态势，性观念和性行为开放、宽容和自主。性观念的内容较广泛。学界对当代大学生性观念的研究通常涉及性观念的一个或几个方面，如总体性观念自评、恋爱观、性道德观、性行为观、婚前性行为，以及对同性恋、“性解放”、一夜情、同居、堕胎、嫖娼、换偶和援交的态度等方面的调查研究。成果主要集中在对性观念的自我评价、对恋爱的态度、对婚前性行为的态度及贞操观这四个方面。

1．关于恋爱观

大学生性观念的重要表现形式就是对待恋爱的态度即恋爱观。绝大多数大学生赞同大学期间谈恋爱，对恋爱持开放态度。大学生谈恋爱呈一种稳步上升的趋势，越来越普遍。恋爱动机呈多元化、非婚化现象 [2]。他们在恋爱动机上是健康的。绝大多数大学生恋爱是为了追求美好的爱情和建立家庭 [3]。相信爱情、积极追求爱情一直是主流。当然，也有相当一部分大学生恋爱动机不纯。有的因身边人都在谈恋爱，自己随波逐流；有的甚至只是为了一时获得生理和心理需求上的性满足，寻求刺激，填补精神空虚，游戏人生，或排遣孤独等 [4]。相当多的大学生认为爱的意义在于过程而非结果。“不求天长地久，只为曾经拥有”。他们比较注重恋爱过程本身，不太在乎恋爱结果。有的很少将恋爱和婚姻联系起来 [3]。随着岁月变化及学年升级，大学生的心理和生理日渐成熟，观念逐渐开放，对爱情的需求程度也日益增长 [5]。

2．关于择偶观

这是性观念的重要内容，较好地反映了大学生群体的性观念特点。无论男生还是女生，都把感情作为择偶的首要标准。当代大学生在恋爱时总体上注重内在品质，首先为择偶标准中定下了“重感情、人品好”的标准 [6]，体现了现阶段绝大多数大学生择偶观的根本要求和实际状况。但大学生的择偶观正在从正统走向多元，男女在择偶标准上有较大差异。女生择偶时还看重“事业心”“才学”，而男生还看重“外貌性感”和“会做家务”。“男才女貌”的传统观念仍对大学生择偶产生重要的影响。在“金钱”的选项上，女大学生多于男大学生 [3]。

阳慧，北京大学医学人文学院。

3. 关于性行为观

性行为观是人们对性际交往的行为时间、方式的看法和态度的总称。它是决定大学生性际交往的行为倾向和指导思想，是大学生性观念的综合反应。它包括人们对贞操、婚前性行为和婚外性行为的看法和态度。

4. 关于婚前性行为观

“婚前性行为是反映社会性观念变化的一个敏感指标”[7]。大学生对婚前性行为的观念趋于开放，主要表现为在什么情况下可以发生性行为以及婚前应不应该发生性行为。对于发生性行为的前提，多数学生持性爱结合的性爱观念。爱与性的交织，而非爱与性分离，是当前大学生的主要认识[8]。在整体上，“先有爱而后有性”仍在大学生群体中占主体地位。但是性行为逐渐开放，“性”色彩日益浓厚，而“爱”的重要性在相对降低。天平有从“爱”的一侧偏向“性”的一侧的趋势。在男女两性之间，在这一点上并没有特别明显的区别。性行为已被许多大学生视为恋爱中一个新的不可缺少的部分，“性随爱走”[9]。对于婚前性行为，绝大多数同学接受婚前性行为，同意接受基于爱情、双方愿意和有助于适应未来婚姻生活的前提下发生的性关系[4]。“只要两个人同意，就可以发生性关系”。说明大学生的性观念较少受到中国传统道德观念的束缚，表现出空前的开放和宽容。在性观念上，男女大学生表现出较大差异，且性别差异明显，男生比女生更赞同婚前性行为。男生的性观念更加开放，女生对婚前性行为较男生更为谨慎[10,11]。性观念的开放程度随着年级的上升而递增[2,12,13]。恋爱次数越多的大学生持更开放和宽容的性观念[10]。他们在性观念和性行为上带有一定的矛盾性和盲目性。一方面，对于婚前性行为的前提，大多数女生在思想上认为是先有爱后有性。但另一方面，无论是对他人婚前性行为还是对自我婚前性行为，90后大学生接受程度最高的是“双方自愿”，其次才是“基于爱情”。这也反映了90后大学生性观念的矛盾性和不稳定性[10,14]。

5. 关于贞操观

一方面，在对传统贞操观的看法上，一些大学生认为保持贞操可作为性道德的一个标准。一些人认为珍视贞操是对人性的压抑，是封建的东西，应为时代所抛弃[5]。他们认为应逐渐摒弃片面强调生理层面的贞操，更重视精神层面的追求。关于贞操的认识是多元的，尚未达成共识[4]。女生在贞操观上相对保守，相反，男生比较开放。可能是因为女生的生理性特点，使其对待性贞操观更加谨慎。另一方面，因为中国封建传统贞操观影响根深蒂固，使女生扮演贞操受害者的角色，承受失败和心理恐惧的困扰，并且造成女性对性观念的扭曲[15]。在对婚外性行为的态度上，对于“一夜情”，大多数大学生持反对与否定态度[10]。

6. 关于同性恋

绝大多数人对于同性恋秉持比较宽容的态度，已从以前的“罪恶”和“变态”，逐渐转变为今天的“宽容”“一种不同的生活方式”[16,17]。他们认为同性恋只是一种与多数人不同的性取向[18]。这充分反映了大学生的性观念直接受社会的影响[19]。

二、当代大学生性教育中存在的突出问题

进入21世纪以来，国家教育部等职能部门下达的关于开展青少年性健康教育的文件不少。一些专家和学者不断通过各种途径推行从小学到中学再到大学的系统性教育，虽然已经有了很多

教学成果，但我国的性教育目前仍处于初级阶段，大学生在性观念和性行为中也存在一些非理性因素和矛盾：主要有传统性观念与西方性观念之间的冲突，性生理成熟与性心理迷茫之间的矛盾，性意识增强与性知识缺乏之间的矛盾。婚前性行为发生率提高，不时受性别角色问题的困扰，性防范与自我保护意识不强，性侵害时有发生[20]。

1．性教育在教育体系中长期缺失

中国大陆的学校从小学、中学到大学，至今仍然没有将性教育纳入教育体系，更谈不上性教育的必修课与教学计划。由于来自观念、制度和现实的阻碍，如没有刚性制度下专门培养的大中小学性教育教师，因升学压力而难以使性教育进入课程体系，以及没有保障性教育开展的教学时间等，学校性教育的推行举步维艰[18]。虽然2011年9月教育部出台了《普通高校学生心理健康课程的基本要求》，规定将性心理和恋爱心理纳入心理健康课程的必修内容，但缺乏制度刚性约束，因而没有经过系统完备的性教育，在校大学生性教育不健全或某种缺失仍然是现实。

2．一些高校开展了性教育，但性教育发挥的功能和作用明显不足

大学生接受正规性教育的比例很低的现状仍然没有得到缓解，依然存在性教育欠缺、性教育实施者自身水平有限、质量低及深度不足等问题。诸多瓶颈仍然制约着学校性教育的推进。一是性教育课程地位相对较低，课程性质不明确，课时量少。二是教材建设欠缺，教学内容和手段单一，照本宣科的情况大量存在，教学指导性和针对性不强，尤其是轻科学介绍，重道德说教，缺乏科学性和系统性，对有些敏感内容和敏感问题点到为止，或者只关注性生理和性心理方面的知识，课堂气氛不活跃，生动性、新颖性和实效性不够，没有充分发挥学生的主体作用，难以有效地激发学生的学习动机。三是师资队伍相对薄弱，大多是兼职教师，专业教师缺乏。四是性教育投入经费较少[9,14,21]。

3．家庭性教育的缺失

目前家庭不能提供科学的性教育。一是家长性教育素养不高，欠缺科学和系统教育孩子的知识和沟通的技能，不能胜任家庭性教育。当今在校大学生的父母接受的家庭和学校的性教育几乎是空白。父母由于观念性和认识性的局限，能够担当起孩子第一任性教育的少之又少，能够提供科学、合理的性教育的家长寥寥无几[22-24]。据调查，有的人更不懂得，为夫妻之道和父母之道是在潜移默化地为孩子的性成长做好榜样。二是家长受传统观念束缚，难以与子女启齿谈论涉性话题。他们对子女提出的性疑问和遇到的性事件熟视无睹。只是因为女性生理构造的复杂性和脆弱性，母亲才会在女儿月经初潮后迫不得已地“传授”相关的生理期卫生保健知识。大多数家庭成员对子女的性教育持“无须教育”和“无师自通”的观念，认为青少年的性成长是一个自然而然的过程，不需要有意关注。当子女向父母打听和关心有关性方面的问题时，多数父母采取搪塞和回避的态度。有的父母甚至责骂子女，堵塞了沟通渠道[23,25]。三是缺乏正确的沟通与交流方法[5]。四是家长的主要精力放在督促子女的文化课学习上，较少顾及子女性成长与性教育问题。加上子女上学后与家长接触少，进行情感沟通的机会相对缺乏。

因此，对于学生的性求知和性探索，正规的学校教育所占比例很低，阅读公开出版书刊、同龄人讲述，甚至是色情视频和网站乃至“黄色网站”成为大学生获取性知识的重要途径[26]。由于缺乏正确的教育和引导，大学生在迷茫和混乱中尝试着自我探索，导致一些大学生产生异常的性心理和性行为。

学校将性教育的责任推给家长，家长将性教育的希望寄托于学校，社会将青少年性行为的恶

果全部归咎为“性教育的缺失”。面对青少年性侵犯案件屡见不鲜、离婚率不断升高以及大学生性失范被曝光等，社会指责学校和家长失职，学校指责社会风气败坏和家长榜样不够的失职，家长指责社会风气败坏和学校性教育失职。所有对策研究多会提及的性教育要“家庭、学校、社会三位一体担责”，其实成为了“三位一体推责”[18]。

三、学界对大学生开展性教育提出的对策和建议

全面的性教育应包含性生理教育、性心理教育、性道德教育和性法律教育等方面。有关专家和学者提出，大学生的性教育应主要遵循下列原则：性知识与性道德教育相结合的全面性原则，正面疏导的原则，适时、适度、适当及循序渐进的原则，以及相互渗透的原则等。今天中国在性教育的研究方面从对性教育体系的宏观阐述发展到对性教育方法的具体微观探索，学界主要提出以下对策措施[27]。

1．要明确完善和落实对大学生性教育的政策是政府义不容辞的责任[4]

2．加强教师培养，逐步形成一支综合素质过硬的教师队伍

措施包括组织国内知名专家和一线教师编写统一的性教育教材；课堂教学是性教育的主渠道，应开设性教育必（选）修课程、增加授课课时以及渗透于相关课堂；举办讲座，开设性心理咨询热线；利用网络信息化的虚拟性和交流的自由性，主动抢建网络平台，为大学生坦诚地面对性创造条件；实施同伴教育；通过校园文化活动开展性教育活动等。另外，还应针对不同群体开展性教育。例如，加强对男大学生的性教育；依据不同年级学生的不同特点，分年级实行针对性强的性教育[3]。

3．推进家庭、社会和学校相互配合、三位一体的性教育体系建设

学校是关键，是普及性知识、引导学生性行为的主渠道，在性教育中占主导地位。学校性教育必须与家庭和社会相结合。社会和家庭是学校性教育的基础。家长要提升性文明素养，及时给予子女必要的指导，推进性生理、性心理知识教育和正确恋爱观的教育。社会文化相关管理部门履行对文化市场的监督与管理职责，惩恶扬善，净化外部环境，加强社会宣传力度，引导大学生树立正确的性行为价值观，营造积极向上的文化氛围，使学生能通过正当途径获取性知识，保持性心理健康。家庭、社会和学校三者各司其职、同步进行、相互影响、良性互动，才能取得良好的效果[29]。

四、关于大学生性观念与性教育研究的评价

国内专家和学者对当代中国大学生性观念与性教育的研究取得了显著成果，为进一步开展工作打下了良好的基础，但跟国外先进成果相比，仍处于刚刚起步的初始和基础研究阶段，还存在一些迫切需要重视和解决的不足和问题。

1．性观念研究方面的不足

虽然大多数学者对性观念的内涵进行综合性理解，但是如何用更加科学、准确和简练的语言来表述和界定中国当代的性观念，并使之得到社会上绝大多数人的认同，这还是一个需要进一步探索和提炼的问题。

大学生性观念研究涉及的范围广泛，但研究内容明显趋同和重复。大多数选题偏重于对大学生性教育现状的调查分析和对策探讨，较少有超前干预研究，更缺乏对大学生性教育运行机制和评价指标等问题的科学探索。大部分成果属于分地域、分类别的对不同地域大学生性观念和性行为的调查，并且在题目文字上表述为某区域性的研究，但区域特色和针对性特征并不鲜明。

2．研究方法和成果上的不足

通过梳理已有研究文献，笔者发现，专家的研究方法大多以问卷调查为主，偶尔配合使用个案法和访谈法。研究方法比较单一，缺乏多种方法的综合运用。研究的问题不甚全面，认识水平有限。研究程度不深，多是根据已掌握的局部调查材料进行理论分析。目前多为描述性叙述或较为肤浅的阐释，缺乏从理论和实践的结合上对材料进行深入分析和研究，问卷的信效度和统计结果因没有进行严格的心理测量学的检验而缺乏说服力。

近十多年来，大学生性观念的研究成果大多以论文形式公开刊载在各种学术期刊和学报上，研究报告或专著（含教材）相对较少。笔者对CNKI的检索结果分析发现，2005—2017年公开发表的大学生性观念相关研究成果在数量上逐年增长，但高质量成果不多，而被高频引用的成果就更少。

3．建设专业化的研究队伍，增强性教育的针对性和实效性

在中国从事大学生性观念和性教育研究的专家和学者，大多来自医药卫生学、社会学、心理学、教育学、伦理学和思想政治教育等相关领域，还没有形成特定的研究团队，缺少长期专注和从事大学生性观念研究与教育的专门化力量。总体来说，性教育研究和教育资源整合尚处于初级阶段。为此，建议在今后的研究中进一步拓展内容，加强跨领域、跨学科的合作研究和教育资源整合；进一步创新研究视角，注重综合使用多种研究方法；进一步优化和提高研究者的专业化程度。

随着中国的改革开放，经济、文化和社会等深刻变革以及西方性观念的多方面影响，一方面，大学生的性观念已不可能回到那个性禁锢和性压抑的时代。这无疑是历史的进步。另一方面，由于有了较开放的性观念，就会出现各种各样的性行为。多样化的性行为是与多元化的思维方式相联系的。为了避免西方发达国家性革命中所倡导的放纵性欲以及放弃责任的理念带来的一系列社会危害，必须引导大学生把性科学知识转化为坚定的信仰和自觉的行动，建立起促进大学生人格健全、身心健康、符合社会道德规范的全面自由发展的人生观、价值观和生活方式，走科学、文明的性健康发展之路。

关于加强大学生性教育的重要性和必要性，无论是政府还是民间，现在都已经有了共识。问题的关键是增强性教育的针对性和实效性。30多年前性科学所要解决的矛盾主要是科学与愚昧的矛盾。如今对大学生来说，主要问题不是性生理的基础知识，而是性观念、性心理、性道德、恋爱与择偶方面的科学、安全与健康问题。过去，我们的性学研究比较侧重于性医学和性生理，而现在应该把性人文学科逐渐放到一个重要的位置上，进而推动大学生性教育的综合化和科学化。性教育不能依靠“传统文化”掩饰，而是要提倡开明、文明、健康、安全、科学的性教育，使性教育能真正地为学生带来实际的好处和帮助。对于什么是科学的性观念，什么是健康文明的性爱观、恋爱观和婚姻观，这些真切需要的重要理论和实际问题是大学生最为关切的深层次现实问题，尚未完全搞清楚。这些是未来研究的趋势和方向。

4．坚持科学的性教育原则

要做到坚持科学的性教育原则，一是坚持学生主体性和教师主导性相结合的原则，充分发挥大学生的主动性和积极性。二是坚持性知识教育与性道德教育相结合的原则，引导性行为时以性知识教育为基础、以性道德教育为保障，陶冶情操，培养自身健全的人格，形成积极、健康的两性关系。三是坚持性教育理论与性教育活动相结合的原则。通过正面疏导，开展多种形式的性教育活动。四是坚持性教育与全面教育相结合的原则，将性教育与其他学科教育、生活、做人及价值观教育相结合，相辅相成、互相促进。五是坚持适时、适度和适当的原则。大学生正处于人生成长和成才关键而又敏感的时期，应当根据当代大学生身心发展的特点和规律，结合其在现实生活中日常遇到的重点实际问题，做好性教育工作。

目前影响大学生性教育问题的因素是综合的、多方面的，既有社会环境因素的影响，如中国传统性文化的束缚，“性解放”“性泛滥”及“性自由”等西方性文化思潮的冲击，网络传媒等因素的影响，又有学校性教育的薄弱，家庭性教育的缺失，还有当代大学生自身处理性问题不当，如性防范和自我保护方面的意识薄弱，以及虚荣心、功利目的和外部环境诱惑等因素。因此，科学的性教育是国家、社会、学校、家庭和个人共同形成的完整的科学体系。要加强社会综合治理，包括转变性观念，全社会形成健康、科学的性教育氛围，使相关职能部门之间通力合作，建立全社会一体化的性教育网络。应加强正面宣传和教育引领，发挥社会媒体舆论正能量的引导力，特别要充分发挥网络的正面引导作用，积极动员全社会加强对网络、影视及书刊的监督和管理，坚决杜绝媚俗和低俗内容，严厉打击性骚扰及性侵害等行为，增强法律的严厉和威慑作用，从而净化社会环境。全社会应齐心协力，建立以学校性教育为主的阵地，推动形成家庭、社会、大众传媒、大学生教育与自我教育相结合的性教育网络机制，促进当代大学生身心健康的成长。

参考文献

[1] 管健．社会表征理论的起源与发展——对莫斯科维奇《社会表征：社会心理学探索》的解读．社会学研究，2009，24（4）：228.

[2] 李奕慧，赵娟，陈国聪．大学生恋爱心理探析——以韶关学院学生为例．湘南学院学报，2011，32（6）：91，92.

[3] 邵昌玉，胡珍．当代大学生恋爱观现状及对策研究．教育与教学研究，2013，27（5）：58-60.

[4] 刘新芝．我国大学生性观念的调查与分析．教育学术月刊，2011（1）：50-51.

[5] 谭蓓蓓．高校大学生性教育现状及对策研究．青岛大学，2008：15，20，32.

[6] 胡珍．当代大学生的恋爱与择偶．中国青年研究，2002（6）：28.

[7] 李银河．性文化研究报告．江苏人民出版社．2003.

[8] 程化琴，丁胜云，庄明科，等．中国当代大学生性观念现状及影响机制分析——基于2014年全国大学生性观念调查数据．云南师范大学学报（哲学社会科学版），2016，48（1）：96.

[9] 樊蔚，刘冰．大学生性观念及其性教育的缺失．湖南师范大学教育科学学报，2004（3）：82.

[10] 苏春蓉．90后大学生性观念研究．四川师范大学，2011：30，32，45，46.

[11] 甘标．大学生性价值观结构的初步研究．云南师范大学，2013：38，43，51.

[12] 吴扬，凌莉．大学生婚前性行为态度及与性行为关系．中国公共卫生，2009：25（9）：1025.

[13] 赵天睿．大学生性观念的调查分析及对策探索．产业与科技论坛，2013，12（2）：101.

[14] 唐璐嘉．大学生性观念及其影响因素的个案研究．四川师范大学，2008：72.

[15] 梁楠，邵泽民，赵加伟，等．“90后”在校大学生性行为及性观念的调查研究．校园心理，2015，13（3）：171.

[16] 王浩．西安市 487 名大学生同性恋认知与态度调查．中国学校卫生，2007（7）：602.
[17] 张笑笑，杨晓莉，张奇．大学生对同性恋的归因及态度的调查研究．教育科学，2010，26（2）：73.
[18] 胡珍．从主流走向多元——新世纪大学生性文明发展趋势研究（2000—2010）．北京：科技出版社．2015：292，84，319.
[19] 陶林，周红，刘仁刚．对医务人员和大学生同性恋态度的调查研究．中国行为医学科学，2001（5）：475.
[20] 韩孟孟．当代大学生性教育研究．中国海洋大学，2015，23.
[21] 谢华．大学生性健康教育：内涵、现状、问题及其教育体系．中华文化论坛，2010，(1)：161-162.
[22] 涂晓雯，程艳，楼超华，等．中学生家长对家庭性教育的看法及影响因素分析．中国卫生统计，2005（2）：78.
[23] 徐东．中小学生家庭性教育主要问题及对策．太原师范学院学报（社会科学版），2007（1）：150，152.
[24] 张丽虹．家庭因素对 1990 后大学生家庭性教育的影响质性分析．云南财经大学学报（社会科学版），2012，27（5）：127.
[25] 郭瑞雪，李峰．大学生家庭性教育状况调查研究．淮北煤炭师范学院学报（自然科学版），2010，31（3）：44.
[26] 万正维，胡珍．新世纪大学生性教育变迁的趋势研究及建议．教育与教学研究，2013，27（8）：24.
[27] 刘文利．1988—2007：我国青少年性教育研究综述．中国青年研究，2008，(3)：52.

对新中国成立70年来国人性观念演变的考察

王　玥

中国是有着几千年历史的国家，在漫长的历史发展过程中形成了许多独具特色的文化和传统。它们对中国人的生产和生活产生着至关重要的影响，在性观念上也形成了自己的特色。但在中华人民共和国成立后，以人民为中心的理念逐渐深入人心，民主、自由和科学成为人们的追求。在这种思想的指导下，人们在性观念上发生了巨大变化，特别是改革开放后受经济发展和国际思潮的影响，人们在性观念方面更是呈现出多元的发展趋向。

一、性观念的含义

性观念是人们对性总的认识和看法，包括人们对性生理、性心理、性行为、性道德和性文化等的判断与认识标准。性观念本身带有强烈的时代性，会随着时代的变迁及政治、经济、文化和社会制度等的变化而改变。另有学者认为，性观念主要是道德观念，性观念的核心问题是对性问题的道德评价[1]。

性观念的内涵是十分丰富的，包括恋爱观、择偶观、婚姻观、性别角色、性行为观和生育观等。人们的性观念对性行为有紧密的指导作用，因此，性观念的变化也密切地影响着整个社会的性行为走势。

二、1949年以前国人性观念的概况

中国是有着漫长封建历史的国家，人们在性观念上深受传统思想的影响而趋于保守，在性与爱上很难表达自己的愿望，实现自己的主张。一般是以父母之命或媒妁之言缔结婚姻。注重家庭、养育子女和传宗接代成为传统性观念的主流。女性在贞操观的束缚下普遍受到性禁锢。

中国现代的性观念起源于“五四”新文化时期。这是一个空前思想解放的时期，人们在迷惘中寻求中国的出路，知识分子将目光投向了西方。西方启蒙思想不断被介绍进来并开始传播，民主共和的观念也逐渐深入人心。这一时期创刊了大量报纸杂志。这些报纸杂志宣传思想自由。“五四”新文化运动是一场“反传统、反孔教、反文言”的思想文化革新和文学革命运动。它的开展沉重打击了中国的传统礼教，推动了现代科学在中国的发展。很多西方新思想进入中国，并逐渐被中国人所接受。正如陈独秀在《新青年》上发表的《本志罪案之答辩书》中所提出的：“要拥护那德先生，便不得不反对孔教、礼法、贞节、旧伦理、旧政治。要拥护那赛先生，便不得不反对旧艺术、旧宗教。要拥护德先生又要拥护赛先生，便不得不反对国粹和旧文学。”[2]

这一时期众多报刊围绕人的解放和女性的解放也展开了热烈的讨论。性欲作为人性的重要组成部分，受到了高度关注。人们利用西方的知识，批判传统儒家压抑的性文化，肯定人与生俱

王玥，北京大学医学人文学院。

来的性欲，特别是女性和男性具有相同的性欲，这成为当时讨论的中心议题。同时，针对婚姻自由，特别是离婚自由也展开了激烈的讨论。这些讨论对人们摆脱包办婚姻有一定的帮助。最典型和极端的事例就是1931年清朝最后一个皇帝溥仪的妃子文绣提出离婚，并成功获得自由。离婚、走出家庭成为摆脱包办婚姻束缚、寻找个人理想生活的重要途径。

虽然在“五四”时期恋爱婚姻自由观曾引起热烈的讨论，但基本存在于都市精英阶层，受社会状况的制约而很难普及于整个社会。由于这一时期中国积贫积弱、民族富强成为时代主题，因而生育出更强健的国民成为性欲讨论的核心议题之一。这一时期注重将性和生育放在一起，为种族存续和国家的救亡图存服务。然而，从总体来看，到1949年中华人民共和国建立前，在中国传统的性观念和性伦理的持续发酵下，中国人的性观念普遍趋于保守，并且存在严重的男尊女卑的思想观念。年轻人在恋爱、婚姻和性行为上绝少有自己的自主权，基本上听命于父母和媒妁之言。包办婚姻和买卖婚姻广泛存在。陈独秀对此有明确的阐述：“可恨我们中国人，于婚姻一事，自始至终，没有一件事合乎情理……第一是结婚的规矩不合乎情理。原来人类婚嫁的缘由，乃因男女相悦，不忍相离，所以男女结婚。不由二人心服情愿，要由旁人替他做主，强逼成婚，这不是大大的不合情理吗！”[3]

在性活动方面，一方面是观念保守，另一方面是娼妓业又很发达。在民国初年，由于新旧交替、军阀混战、近代交通业的日益发达、资本主义工商业的迅速发展、妇女社会经济地位低下且缺乏独立人格以及男女比例差别等原因，娼妓业极为繁荣。娼妓的人数、种类和来源极为广泛。在南京国民政府时期也曾出现公娼制度与娼妓检治制度，可见此业之昌盛。其根源除了社会制度的根本原因外，传统性道德观念的双重标准成就了其合法性的存在。

三、新中国成立70年来国人性观念的演变

1．1949—1965年：自由恋爱和自主婚姻观念被广泛接受

1949年中华人民共和国成立。随着《共同纲领》的颁布，妇女获得了在法律上与男子平等的地位。1950年4月13日通过了中华人民共和国第一部法律——《中华人民共和国婚姻法》，从而将婚姻自由作为一种家庭制度固定了下来，为青年人选择自己的婚配对象、自由恋爱、结婚及夫妻平等提供了制度与法律保障。1950年的《婚姻法》强调的是男女平等、婚姻自由。人们很清楚结婚是为了追求自由的爱情，建立幸福美满的家庭。当时，受传统观念的影响，男女平等的婚姻观也曾受到质疑。一些人拒绝遵守新法，认为新的“婚姻法”是对女人有利，是鼓励离婚的。1953年在全国范围内开展了“婚姻法运动宣传月”，对婚姻法进行了全面的解读，人们逐渐接受新的婚姻观念。有些过去不敢公开恋爱关系的男女也开始大方地交往了。人们对寡妇再嫁也改变了认识，寡妇再嫁不再是不体面的事。

自此，青年人择偶的自主意识不断增强，自主婚姻率迅速上升。这一时期，人们的性观念主要围绕家庭，以养育子女为目标。对贞操，特别是女性的贞操仍然看得很重。

在新中国成立初期，在中国共产党的领导下，开展了一系列社会运动，对社会陋习和腐朽的生活方式进行了较彻底的清除。通过禁娼运动，消灭了社会上嫖娼和卖淫的现象，使深受其害的妇女获得了解放。

2．1966—1976年：“禁欲文化”盛行

到了“文革”时期，在“左”的思想的影响下，整个社会在性观念上宣传和推崇“禁欲文

化”，情爱生活被冠以资产阶级的生活方式而不被提倡，性的欲望被遏制和否定，甚至到了“谈性色变”的程度。婚姻之外的性行为不仅是被禁止的，同时会受到社会强烈的道德谴责，甚至因此会受到法律的制裁。非婚同居现象极少发生。婚前性行为往往被认为是流氓行为，发生率极低。在人们的观念中只有结婚才能发生性行为，时间顺序十分重要。性的有关话题几乎是被屏蔽的。在恋爱和婚配对象的选择上，家庭背景、出身和职业等带有政治方面的因素成为重要的考虑因素。这与时代特点紧密联系，与强调阶级斗争的内部管控和外部环境紧张的现实有密切的关系。

由于“谈性色变”，性教育很难开展，造成长期缺失，从而导致性无知和性犯罪等问题，社会中出现大批“性盲”。

3．1977 年至今：性观念趋于开放

20 世纪 70 年代末 80 年代初，中国进入改革开放时期。随着国门的开放，与西方社会交流的日益增加，网络的日益发达，人们的性观念和性行为发生了巨大而深刻的变化，逐渐由保守走向开放。有学者认为其变化之大，可以称得上发生了一场性革命（李银河）。随着社会的转型，性观念在认知和实践等多层面发生了变化。第一，在恋爱与性的关系方面，赞成只要有爱，不排斥婚前性行为和婚前同居的比例越来越高，并出现了试婚潮的现象。第二，在婚姻与性的关系方面，主流价值观认为应保持对婚姻的忠诚，但整个社会对婚外情与婚外性的态度趋向宽容。评价性行为的主要伦理学坐标逐渐由婚姻转变为爱情。在社会上不同程度地出现了情人潮和离婚潮等现象。第三，在对待同性恋的态度方面，由于对同性恋相关科学知识的普及和深入了解，人们逐渐从负面看法转向理解并接受，社会对此的宽容度也越来越高。第四，在性的价值追求方面，快乐主义逐渐代替生殖主义，成为性观念变化的哲学基础。

进入 21 世纪，特别是近十余年来，人们的性观念较改革开放初期更趋向于开放和宽容，例如，对“未婚同居”的态度已经发生了根本性的变化，对此类现象越来越趋于非道德化的评判。

改革开放后性观念的变化主要集中在四个方面：

（1）恋爱观：恋爱动机多元化，非婚化现象增多。总体来说青年人的恋爱观是健康的，绝大多数人的恋爱是为了追求美好的爱情和建立家庭，对待爱情的看法也是比较积极的。年轻人开始谈恋爱的年龄主要集中在 18 ～ 25 岁，“绝大部分青年人至少谈过一次恋爱，其中一半多的人有过两次及以上的恋爱经历”[4]。也有一些青年注重爱的过程而非结果。

（2）择偶观：重感情、人品好还是绝大多数人的择偶观。他们将感情作为择偶的首要条件和首要标准。推崇金钱至上、强调物质条件的也占有一定的比例。一些传统观念，如讨要彩礼的习俗在一些地区特别是农村地区仍然存在。人们的择偶标准也是随时代的变化而变化。20 世纪 80 年代，人们对年龄、身高、受教育程度、职业、婚姻状况与经历、容貌和健康等因素比较重视[5]。进入 21 世纪后，中国的女性和男性的择偶标准出现显著差异。女性最为关注男性的爱情婚姻家庭观和事理品德，是否具有责任心和诚实可靠，对男方的社会经济条件、身高和婚史的要求有所降低。男方对女方的人品事理和才能的重视程度显著升高，对女方的容貌和健康的重视程度有所降低[6]。

（3）性行为观：改革开放以来，人们在性行为观上发生了比较大的变化。性行为观是人们对性及交往中性行为方式的看法和态度，包括人们对贞操、婚前性行为以及婚外性行为的看法和态度。由于社会的日益开放，西方的性观念被输入中国，对中国人的影响日益增长，人们在性活动中越来越追求快乐、和谐及拥有身心健康的性行为。大多数青年认为爱与性是交织在一起的。他们对基于爱情基础上的婚前性行为方面的容忍度越来越高，婚前性行为越来越被接受。据 20 世纪 90 年代的调查，83.88 % 的调查对象认为婚前性行为是感情发展的必然结果，是可以理解的 [7]。

在贞操观念方面，青年人群的贞操观呈现淡化趋势，而且男女差距较大，男性表现出更加淡漠的态度。受传统观念的影响，仍有少部分人认为贞操对女性很重要，而对男性而言无所谓。随着时代的发展，性行为和婚姻关系分离的现象也越来越被接受。在性问题上的日益开放和放纵与物质主义时代的消费型伦理是相适应的。

在夫妻性生活中大男子主义仍广泛存在。同时，女性的自主意识也在不断觉醒，对性生活质量提高的要求也在不断增强。

（4）婚姻观：传统婚姻在中国依然是一个普遍现象，通过婚约结合为合法夫妻的一夫一妻制的两性结合方式仍是主流。婚姻和家庭仍是中国人的重要生活方式，同时在这种以婚姻和家庭为核心的价值观中，强调种的延续的功能主义观点仍是主流。但同时，私人生活的个体化的趋势已经显现。人们正从“为他人而活”转变为“为自己而活”，同时“家庭作为需求共同体”正转向具有“选择性的亲密关系”[8]。

改革开放以来，未婚青年的比例不断增长。据调查，无论出生于哪个年代，在 40 岁以前，超过 80% 的人至少经历了一次婚姻 [9]（2014）。但这一比例已经比 1990 年时下降了许多。我国的人口普查数据表明，无论是男性还是女性，从 1982 年以来，各个年龄组的未婚青年比例均有不同程度的增加。在各个年龄段，基本上都是男性未婚的比例高于女性。在 30 岁以后，各个年龄段中，男性未婚的比例显著高于女性。45 岁后，女性未婚的比例已非常低，男性仍保持非常高的未婚比例 [10]。

男女关系“私事化”观念的出现，使婚姻的不稳定性、商品化及忽视道德规范的行为也在增长 [11]。如“三恋”（早恋、同性恋和婚外恋）、“三潮”（试婚潮、情人潮和离婚潮）的出现，带来了新的社会问题。

婚姻外性活动的比例也在不断攀升。传统的婚姻伦理遭遇了挑战。越来越多的青年人不愿再承担婚约的义务。一些未婚青年提出：“我只是想交朋友，还不打算结婚。”在此思想的指导下，“未婚同居”逐渐成为某些人的生活方式。社会对此的接受度也在不断增强。有数据表明，我国青年的同居率不断增长。在 2000 年后，婚前有过同居的比例上升到 32.6%。这种同居应该包括婚前的过渡或准备阶段 [12]。对于“未婚同居”以外的“婚外性关系”的宽容度低于前者，由此表明爱情的“专一性”和“排他性”仍为绝大多数年轻人所推崇 [13]。

目前我国已经出现晚婚状况，传统的婚姻生活方式的状况发生了变化。这也是存在于世界范围内的现象。

“非婚生活方式”成为一部分人的选择。这一般是在学历较高和收入较为稳定的一些人中出现的。他们以单身方式离开父母家独立生活。“非婚生活方式”是指过了法定婚龄、没有结婚、但又未与父母同居的生活方式，包括独身、同居以及临时性亲密关系等生活状态。他们对两个人生活在一起的婚姻持怀疑态度，对传统婚姻伦理持不认同和不妥协的态度，但对亲密关系的态度更为开放，对浪漫的爱情也充满执著的追求。

四、结语

中华人民共和国成立 70 年来，中国社会经历了几个特色鲜明的历史时期。人们的性观念也随着社会的发展演进而不断地发生变化，并带有不同时期的特点。特别是改革开放以来，面对多元的社会，人们在恋爱、婚姻和性行为等方面的态度也越来越多元化。但从总体上来看，绝大多数人对爱情、婚姻和性是怀抱美好的期望，希望爱与性相统一。维持严谨、正当的两性关系仍是主流价值观，拥有正常而幸福的婚姻家庭生活仍是人们普遍的追求。

随着社会的发展，特别是互联网的广泛应用，西方性文化观念的传播和影响的日益加深，整个社会对性的宽容度越来越高，但性教育的发展难以与之匹配，存在滞后现象，与性观念的开放不同步，导致人们特别是年轻人缺乏系统、科学的性知识获取的正规渠道，因此，在性观念和性态度上也常常是徘徊在传统与现代、东方与西方、开放与保守之间，将健康的性文化与色情文化相混淆。由于缺乏科学的性知识，很多年轻人在婚前性行为中未采取有效的避孕措施，而造成未婚先孕，使人工流产数量急剧增长，给青年男女的身心造成了不良影响。人们对性感兴趣的时间往往是在中学时期，而他们的性知识主要来源于书本和网络。目前书本和网络上传播的性知识良莠不齐，青年人往往难辨真伪，因此特别要加强学校和家庭的性教育，使其规范化和专业化是迫切的需要。通过开展性生理、性心理和性道德教育，开展避孕及预防性病和艾滋病等知识的教育，将传染性病及意外怀孕等现象控制在相对较低的水平上。

加强科学的、具有中国特色的性教育，是使全社会树立健康的性观念的必由之路。在建设和谐社会的大前提下，婚姻和家庭成为社会安定的重要因素，应减少和消除落后、腐朽的性文化现象，如第三者、婚外情和卖淫嫖娼等。在性、婚姻和家庭观念上，提倡健康的理念，重视家庭美德的价值观教育是十分必要的。2017 年，党的十九大正式将“坚持以人民为中心”作为新时代中国特色社会主义思想的基本方略提出来。特别强调了坚持人民主体地位，顺应人民群众对美好生活的向往。健康、科学的性观念和性教育正是达到健康生活的途径之一，是顺应人民群众的要求和期望的。

参考文献

[1] 刘达临．中国当代性文化（精华本）——中国 2 万例性文明调查报告．上海：上海三联书店，1995：125.

[2] 陈独秀．本志罪案之答辩书．新青年，1919-1-15.

[3] 陈独秀．陈独秀文章选编．北京：三联书店，1984：25.

[4] 徐莉，刘爽．大城市未婚青年的性知识、性观念及其行为模式．青年研究，2001，(4)：14-21.

[5] 李银河．当代中国人的择偶标准．中国社会科学，1989，(4)：61-74.

[6] 甘琳琳．当代中国人的择偶偏好及其影响因素．中国优秀硕士学位论文全文数据库，2007.

[7] 姜淑清．90 年代城市未婚青年性观念、性行为调查．中国人口科学，1997，59（2)：50-52.

[8] [德] 乌尔里希·贝克，伊丽莎白·贝克 - 格恩斯海姆著．个体化．李荣山，范譞，张惠强译．北京：北京大学出版社，2011：61-97.

[9] 谢宇，胡婧炜，张春泥．中国家庭追踪调查：理念与实践．社会，2014，(2)：1-32.

[10] 彭大松．数量视角下中国青年婚姻态势的城乡比较．西北人口，2011，(6)：8-17.

[11] 卢淑华．婚姻观的统计分析与变迁研究．社会学研究，1997，(2)：37-47.

[12] 谢宇，胡婧炜，张春泥．中国家庭追踪调查：理念与实践．社会，2014，2：1-32.

[13] 徐莉，刘爽．大城市未婚青年的性知识、性观念及其行为模式．青年研究，2001，(4)：14-21.